Medizinische Informatik und Statistik

Herausgeber: S. Koller, P. L. Reichertz und K. Überla

31

Qualitätssicherung in der Medizin

Probleme und Lösungsansätze

GMDS-Frühjahrstagung
Tübingen, 9.–10. April 1981
Proceedings

Herausgegeben von H. K. Selbmann,
F. W. Schwartz und W. van Eimeren

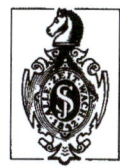

Springer-Verlag
Berlin Heidelberg New York 1981

Reihenherausgeber

S. Koller P. L. Reichertz K. Überla

Mitherausgeber

J. Anderson G. Goos F. Gremy H.-J. Jesdinsky H.-J. Lange
B. Schneider G. Segmüller G. Wagner

Bandherausgeber

Hans-Konrad Selbmann
Ludwig-Maximilians-Universität
ISB–Institut für Medizinische Informationsverarbeitung, Statistik und Biomathematik
Marchioninistraße 15, 8000 München 70

Friedrich Wilhelm Schwartz
Zentralinstitut für die Kassenärztliche Versorgung
Haedenkampstraße 5, 5000 Köln 41

Wilhelm van Eimeren
Gesellschaft für Strahlen- und Umweltforschung mbH München
Institut für Medizinische Informatik und Systemforschung
Ingolstädter Landstraße 1, 8041 Neuherberg

ISBN-13:978-3-540-10882-5   e-ISBN-13:978-3-642-81666-6
DOI: 10.1007/978-3-642-81666-6

CIP-Kurztitelaufnahme der Deutschen Bibliothek
Qualitätssicherung in der Medizin, Probleme und Lösungsansätze: Tübingen,
9.–10. April 1981; proceedings / hrsg. von H. K. Selbmann ... – Berlin; Heidelberg;
New York: Springer, 1981.
(Medizinische Informatik und Statistik; 31)
(GMDS-Frühjahrstagung; [8])
ISBN-13:978-3-540-10882-5

NE: Selbmann, Hans K. [Hrsg.]; Deutsche Gesellschaft für Medizinische Dokumentation,
Informatik und Statistik: Frühjahrstagung der GMDS; 1. GT

This work is subject to copyright. All rights are reserved, whether the whole or part of the
material is concerned, specifically those of translation, reprinting, re-use of illustrations,
broadcasting, reproduction by photocopying machine or similar means, and storage in
data banks. Under § 54 of the German Copyright Law where copies are made for other than
private use, a fee is payable to "Verwertungsgesellschaft Wort", Munich.

© by Springer-Verlag Berlin Heidelberg 1981

2145/3140 - 5 4 3 2 1 0

VORWORT

Qualitätssicherung ärztlichen Handelns wird gegenwärtig in der Bundesrepublik Deutschland recht kontrovers diskutiert. Der Fachbereich "Planung und Auswertung" der Deutschen Gesellschaft für medizinische Dokumentation, Informatik und Statistik (GMDS) versuchte daher auf seiner Tübinger Frühjahrstagung 1981, Methodikern und Ärzten ein Forum für die Diskussion der Qualitätssicherung zu geben.

Die Frühjahrstagungen der GMDS verfolgen eng umschriebene Themen mit dem Charakter von Arbeitstagungen und dem betonten Bemühen um den Dialog. 1981 sollte damit der Qualitätssicherung in der Bundesrepublik eine zugleich praxisnahe wie polemikferne Entwicklung möglicher gemacht werden.

Die in dem vorliegenden Band enthaltenen Beiträge - entstanden aus Vorträgen und Postern der Frühjahrstagung - zeugen von der Vielfalt an Problemen und Lösungsansätzen. Sie vermitteln ein ungefähres Bild dessen, was bei uns auf dem Gebiet der Qualitätssicherung geschieht. Wir hoffen, daß der durch die Tagung und die Publikation der Tagungsbeiträge begonnene Erfahrungsaustausch zum Wohle einer effektiven Qualitätssicherung ärztlichen Handelns fortgesetzt werden kann.

Wir danken nicht zuletzt besonders herzlich allen Tübinger Kolleginnen und Kollegen, insbesondere dem örtlichen Tagungsleiter, Herrn H. Juranek, und dem Präsidenten der GMDS, Herrn Professor Dr. C. Th. Ehlers, Göttingen, dafür, daß sie die Durchführung der Tagung so tatkräftig unterstützten und damit den Autoren und uns diesen Band ermöglichten.

München, im Mai 1981

H.K. Selbmann   F.W. Schwartz   W. van Eimeren

INHALTSVERZEICHNIS

Seite

I. Übersichten

Qualitätssicherung unter medizin-
historischen Aspekten
H. Rodegra 2

Probleme der Qualitätsbeurteilung und
-sicherung ärztlichen Handelns
H.K. Selbmann 11

Kriterien und Probleme der Qualitätssicherung
in der Vorsorgemedizin
F.W. Schwartz 20

II. Elemente der Qualitätssicherung

Problem-Recognition and Priority Setting
in Quality Assurance
E. Reerink 33

Möglichkeiten und Grenzen der Qualitätsbeeinflussung in der Medizin
K.K. Überla 39

Effektivitätsmessung von Qualitätssicherungsprogrammen
D. Schwefel, J. John, P. Potthoff 50

Minimale Anforderungen an eine wissenschaftliche Evaluation von Qualitätssicherung in
der Medizin
W. van Eimeren 58

III. Qualitätssicherung in der Früherkennung

Fragen der Qualitätssicherung bei Früherkennungs-
programmen von Herz-Kreislauf-Erkrankungen
B.-P. Robra, D. Machens 71

Qualitätssicherung bei kolorektalen
Screeningtests
J. Michaelis 82

	Seite
Probleme der Qualitätssicherung im Krankheitsfrüherkennungsprogramm für Kinder E. Schmidt	90
Schwachstellen der Qualitätssicherung im schulärztlichen Screening - 10 Jahre Erfahrungen in der zentralen Auswertung der Untersuchungen G. Sassen, C. Schimke, W. Gerdel	97
Schulärztliche Untersuchungen im Landkreis Hannover E. Wolf	108
Probleme der Qualitätssicherung in der Arbeitsmedizin D. Szadkowski	110

IV. **Lösungsansätze zur Qualitätssicherung in der Befundung**

Medizinische Beurteilung klinisch-chemischer Meßwerte R. Wepler	117
Feldstudien zur Qualitätssicherung in der Röntgendiagnostik - Erfahrungsbericht E. Bunde, M. Schätzl, J. Lissner	123
Probleme der Qualitätssicherung in der Hochdruckdiagnostik M. Anlauf, F. Weber, H. Hirche	134
Qualitätssicherung in der Zytologie H.-J. Soost	144
Sensitivität, Spezifität und prädiktiver Wert als Beurteilungshilfen für die Qualität der klinischen Routinediagnostik R. Klar, H. Schicha	150

V. **Methodische Probleme der Qualitässicherung in der Therapie**

Zur epidemiologischen Nutzung flächendeckender Qualitätssicherungsprogramme O. Rienhoff, H.K. Selbmann, K.W. Hartmann	161

	Seite
Qualitätssicherung in der Chirurgie H.J. Eißner, P. Swertz, W. Schega	172
Erfahrungen aus der Qualitätssicherungsstudie der Chirurgie 1977 O. Scheibe, W. Schega, D. Tadic	180
Notwendigkeit und Ansätze der Qualitäts- sicherung in der Neurochirurgie W.J. Bock, U. Dietrich	183
Qualitätssicherung beim niedergelassenen Arzt H.U. Senftleben	186
Schlagwortverzeichnis	194
Autorenverzeichnis	196

Kapitel I

ÜBERSICHTEN

QUALITÄTSSICHERUNG UNTER MEDIZINHISTORISCHEN ASPEKTEN

H. Rodegra

Institut für Geschichte der Medizin
der Universität Hamburg

Bei dem Versuch, in den verschiedenen Epochen der Medizingeschichte das Bemühen um Gewährleistung einer Qualität der vom Arzt durchgeführten diagnostischen und therapeutischen Maßnahmen nachzuweisen, ist es notwendig, dieses unter Berücksichtigung des jeweiligen Standes der medizinischen Wissenschaft und der besonderen Gegebenheiten für das ärztliche Arbeiten in den verschiedenen Epochen vorzunehmen.

In den frühen Epochen waren es insbesondere zwei Faktoren, die für eine Suche nach Ansätzen einer Qualitätssicherung ärztlichen Handelns von Bedeutung sind:

1) Das jeweilige Ausbildungssystem für Ärzte und damit die Frage der Richtlinienkompetenz für das ärztliche Handeln,

2) die Besonderheiten im Reagieren der Gesellschaft jener Zeit auf den weiteren Krankheitsverlauf nach Einsetzen der ärztlichen Behandlung.

Zu 1):
In der hippokratischen Medizin gab es noch keine Medizinschulen, welche allgemeine Richtlinien setzen, Wissen vermitteln, Kenntnisse prüfen und Qualifikationen aussprechen konnten. Für alle archaischen Kulturen galt, daß sich der Arztberuf vom Vater auf den Sohn vererbt [1].

In der griechischen Medizin war in der ärztlichen Ausbildung ebenfalls das Meister-Lehrling-System vorherrschend. Der junge Mann, der Arzt werden wollte, trat bei einem Arzt in die Lehre, bezahlte sein Honorar und arbeitete einige Jahre mit ihm zusammen. Er war bei der Untersuchung des Patienten zugegen, half bei der Herstellung der Medikamente und assistierte bei operativen Eingriffen [2].

HIPPOKRATES war Sohn und Enkel von Ärzten. Der spätere Meister von Kos empfing also seine frühesten medizinischen Kenntnisse in der ärztlich geprägten Atmosphäre der eigenen Familie [3].

Zu 2):

Für den koischen Arzt war die P r o g n o s e das Ausschlaggebende, die Richtschnur für sein weiteres therapeutisches Vorgehen. Schon nach der Begrüßung des Kranken, zu dem er gerufen wurde, hatte er sich zu überzeugen, ob der Kranke das sogenannte "Totengesicht" hat oder nicht. Zur Behandlung von Kranken mit infauster Prognose schreibt LICHTENTHAELER in seiner "Geschichte der Medizin" im Kapitel "koische Klinik und koische Prognose":

> "Erkennt der Arzt die inzwischen berühmt gewordene 'facies hippocratica' - wie sie das zweite Kapitel des Prognostikons beschreibt - steht er also wirklich vor einem Sterbenden, dann wird er ihn zwar nicht verlassen, die Angehörigen aber unverzüglich von dem zu erwartenden tödlichen Ausgang unterrichten, um nachträglichen Vorwürfen zu entgehen" [4].

Diese Forderung nach einer Nichtbehandlung Unheilbarer wird erst im 18. Jahrhundert im Gefolge der Aufklärung fallen gelassen. So wird z.B. die Flucht des Arztes bei großen Seuchen, ein von GALEN bis SYDENHAM völlig legitimes Verhalten, "unethisch". Jetzt erst wird die Nichtbehandlung Unheilbarer verworfen.

Die medizinische Aufklärung hat insbesondere in England ihre prominenten Vertreter gefunden, und die beiden großen Aufklärungsklassiker der medizinischen Ethik, welche einen enormen Einfluß auf Europa und Nordamerika hatten, waren JOHN GREGORY VON EDINBURG (1724 - 1773) und THOMAS PERCIVAL MANCHESTER (1740 - 1804).

Insbesondere GREGORY wandte sich in seiner Schrift "Vorlesungen über die Pflichten und Eigenschaften eines Arztes" mit Entschiedenheit gegen das nach wie vor geübte Verlassen der Unheilbaren und forderte vom Arzt auch eine K o n t r o l l e seiner Tätigkeit. Als eine dieser Methoden zur Selbstkontrolle empfahl er die Konsultation mehrerer Ärzte [5]. Sowohl die medizinischen Eide - angefangen vom Eid des HIPPOKRATES bis zu den weiteren abgewandelten Formen - sowie auch die von GREGORY u.a. erhobenen Forderungen zur Kontrolle und Qualitätssicherung ärztlicher Leistungen waren Postulate, die immer noch von Ärzten für Ärzte geschaffen waren. Im weiteren Verlauf der Geschichte finden wir jedoch die Herausgabe von Richtlinien durch ärztliche Institutionen, die auf der einen Seite eine Abgrenzung des Ärztestandes gegen andere sogenannte "Heilkundige" schaffen, jedoch auch eine Qualitätssicherung der ärztlichen Leistungen gewährleisten sollten. Auch in diesem Bereich war es am Anfang die Ärzteschaft selbst, welche diese Richtlinien erarbeitete, erst später übernahmen staatliche, juristische Gremien diese Kontrollfunktion.

Die wichtigste Instanz für die Gewährleistung einer Qualitätssicherung im ärztlichen Bereich waren zwischen 1500 und 1800 die medizinischen Fakultäten. Dabei muß festgestellt werden, daß die Schulmedizin zwischen 1500 und 1800 besser war als ihr Ruf. Die führenden Ärzte dieser drei Jahrhunderte - VESAL, HARVEY, MALPIGHI, MORGAGNI, HALLER unter vielen anderen - waren in der Mehrzahl Universitätsprofessoren. Zur Beurteilung der Bedeutung der medizinischen Fakultäten dieser Epoche darf hier noch einmal LICHTENTHAELER zitiert werden, der dazu ausführt:

> "Es ist willkürlich und unhistorisch, die medizinischen Fakultäten vor 1789 an den besten Fakultäten des 19. Jahrhunderts zu messen, deren meiste Mitglieder weltberühmte Forscher waren. Die medizinische Fakultät des Ancien Régime war zunächst und vor allem die Gemeinschaft der regelrecht approbierten praktischen Ärzte einer Universitätsstadt! Wenn der heutige Arzt eine Praxis eröffnet, verläßt er das Gehege der Fakultät. Zur Zeit MOLIÈREs begann er im selben Augenblick, ihr anzugehören!" [6].

Innerhalb dieser "Universitates" von praktischen Ärzten konnte grundsätzlich jeder Doktor zum Lehren berufen werden. Die offizielle medizinische Lehre war die einheitlichste und geschliffenste, die die Heilkunde je erlebt hat. Die Fakultät verteidigte diese Doktrin aus Standesrücksichten gegen jede (echte oder unechte) Neuerung, sofern ihre Grundlage dadurch infrage gestellt wurde, zeigte sich aber tolerant gegenüber Fortschritten, die sich in den Rahmen des bewährten Alten einfügen ließen.

Die medizinische Fakultät jener Epoche nahm weiterhin mehrere Aufgaben wahr, die heute von anderen Institutionen erfüllt werden, sie verteidigte als beruflicher Verband die Standesinteressen der Ärzte. Die Fakultät überwachte weiterhin als Gesundheitsbehörde die öffentliche Hygiene und wurde oft die einzige zuständige Autorität für gerichtliche Medizin. Nur in wenigen Städten waren die geschworenen Wundärzte für forensische Fragen kompetent.

Diese Kontrollfunktionen übernahmen zu Beginn des 19.Jahrhunderts zunehmend staatliche Stellen. Eine besondere Form der Qualitätssicherung in der medizinischen Versorgung versuchten zu Beginn des 19. Jahrhunderts die sogenannten Medizinal-Ordnungen zu schaffen, insbesondere unter dem Eindruck zunehmender Verstöße gegen die Sorgfaltspflicht bei ärztlichen

Handlungen und den damit auftretenden Fragen der Arzthaftung. Jene Medizinal-Ordnung - oft als Weiterentwicklung der schon im 16. Jahrhundert geschaffenen Apotheken-Ordnungen, welche jedoch nur vereinzelt Richtlinien für die eigentlichen Medizinalpersonen enthielten - versuchten zwar vornehmlich eine Abgrenzung der examinierten Heilkundigen (Ärzte, Wundärzte, Hebammen, Apotheker) gegen die Scharlatane und Quacksalber zu schaffen, gleichzeitig aber auch eine Standesordnung für alle anerkannten Heilberufe einzuführen.

Hatten die Vorläufer dieser Medizinal-Ordnungen - die Apotheken-Ordnungen des 17. oder 18. Jahrhunderts - einen durch Ärzte, Apotheker oder andere auf dem Gebiet der Heilkunde Tätigen verursachten Behandlungsschaden kaum behandelt, so tauchte jetzt erstmals der Begriff der "Haftung" für eine nichteingehaltene Sorgfaltspflicht bei medizinischen Handlungen auf. Bei der Neufassung einiger Ordnungen versuchte man schon, in das Gesetzeswerk vorbeugende Richtlinien hinsichtlich der Schadenssetzung bei medizinischen Behandlungen einzubauen, indem man einen festen Rahmen für die Tätigkeitsbereiche der einzelnen Gruppen der Heilkunde (Ärzte, Wundärzte, Barbiere, Bader, Hebammen, Apotheker) schuf. Durch die Abgrenzung ihrer Befugnisse und Tätigkeitsbereiche sollten Sicherheiten eingebaut werden, um Fehlbehandlungen zu verhindern. Diese Sicherheiten sollten auch durch spezielle Prüfungs- und Zulassungsordnungen gewährleistet werden. So hatten sich z.B. nach Erlaß der Hamburger Medizinal-Ordnung von 1818 alle Ärzte, Wundärzte, Apotheker u.a., die in Hamburg praktizieren wollten, einer nochmaligen Prüfung zu unterziehen, unabhängig von den bereits an den Universitäten und Lehranstalten erworbenen Zeugnissen, da zu jener Zeit in vielen Fällen die Echtheit solcher Zertifikate zweifelhaft war. Das Ergebnis dieser Prüfung war maßgebend für die Entscheidung, für welche Bereiche der Heilkunde eine Zulassung erfolgen konnte: für die gesamte Medizin und Chirurgie, für die Chirurgie allein oder Teilbereiche der Chirurgie.

Anhand von noch aktenkundigen Fällen aus jener Zeit konnte ich nachweisen, daß in der Mehrzahl der zur Anzeige gebrachten Fehlbehandlungen der Schaden am Patienten erst dadurch eingetreten war, daß der Beklagte in Nichterkenntnis seiner fachlichen Qualifikation Behandlungen oder Eingriffe vorgenommen hatte, die zur weiteren Schädigung des Kranken geführt hatten. Durch das Überschreiten der von der Medizinalbehörde aufgrund seiner Kenntnisse festgelegten Kompetenzen wurde der Entsprechende schuldhaft, und zwar in einer fahrlässigen Handlung - wie auch "grobfahrlässig" nach der heutigen Definition [7].

Wenn wir bisher von einer Qualitätssicherung und Gewährleistung einer
Qualifikation in der Medizin gesprochen haben, so bezogen sich diese Kriterien auf die ärztliche Tätigkeit, die Handlungen des Arztes. Für die
M e d i z i n selbst beginnt die Möglichkeit einer Qualitätssicherung
erst im 19. Jahrhundert. In der Zeit des "Umbruchs in der Medizin zu Beginn des 19. Jahrhunderts", ausgelöst durch den französischen Physiologen, Pharmakologen und Spitalarzt FRANCOIS MAGENDIE (1783 - 1855), entwickelte sich eine neue Medizinform, die LICHTENTHAELER als die "anatomo-
pathologisch-klinische Tradition" [8] und ACKERKNECHT als die "Krankenhaus- oder Spitalmedizin" [9] bezeichnen. Der Kliniker am Krankenbett
sucht jetzt nach klinischen Zeichen, der Pathologe fahndet bei der Obduktion nach makroskopischen Läsionen. Diese Kontrolle der klinischen Zeichen durch die Pathologie erfolgte jedoch in dieser Anfangsphase noch
durch eine Person, denn bis 1850 war der Kliniker gleichzeitig Pathologe
und führte selbst die Sektionen aus.

War die Medizin bis zum damaligen Zeitpunkt immer noch vom Empirismus und
von widersprüchlichen Systemen beherrscht, gelangte sie jedoch jetzt durch
die Entwicklung der experimentellen Physiologie vom Stadium des Glaubens
zum Stadium des Wissens.

Diese Umwälzung wurde insbesondere eingeleitet durch MAGENDIE, der sechs
Leitgedanken zur "Neugründung der Medizin" ausgearbeitet hatte:

"1. Physiologie und Medizin sind noch keine Wissenschaften. Die Medizin
   wird immer noch von Empirismus und widersprüchlichen Systemen beherrscht.

 2. Physik und Chemie hingegen sind schon echte Wissenschaften: experimentelle Wissenschaften.

 3. Physik und Chemie sind nicht nur Vorbilder für die Physiologie,
    sondern auch ihre zwei Hauptstützen.

 4. Die Physiologie muß daher neu errichtet werden - ausschließlich
    mit Hilfe des Experiments und auf der Grundlage der neuen Naturwissenschaften Physik und Chemie.

 5. Dennoch ist die Physiologie gegenüber der Physik und Chemie eine
    eigenständige Wissenschaft.

 6. Pathologie ist pathologische Physiologie" [10].

Auch die Labormedizin mit ihren chemischen Untersuchungsmethoden, die zunächst einfach und eindeutig sein mußten, und die insbesondere um 1840

Methoden entwickelte, welche die Urinanalyse als eine Methode darstellte, die der Arzt am Krankenbett anwenden konnte, war bloß ein Übergang. Der rapide Zuwachs an Kenntnissen, Methoden und Geräten gab dem klinisch-chemischen Laboratorium gegen Ende des 19. Jahrhunderts seine Eigenständigkeit, vor allem im Gefüge des Krankenhauses.

Zu dieser Zeit fand auch im Krankenhauswesen eine Neuerung statt, die es den Ärzten ermöglichte, an einem größeren Krankengut Beobachtungen über Krankheitsverlauf, über Erfolg oder Nichterfolg durchgeführter medizinischer Maßnahmen, vorzunehmen. Aus dieser Zeit sind auch die ersten Krankenblätter nachweisbar, welche zwar anfangs nur die Personalien der Patienten sowie Aufzeichnungen über Aufnahme- und Entlassungsdaten sowie Eintragungen über verabfolgte Medikamente, im Laufe der Zeit jedoch auch Verlaufskontrollen enthielten. Neben den Krankenasylen und den in den Universitätsstädten stehenden akademischen Krankenhäusern entstand zu Beginn des 19. Jahrhunderts dieser neue Institutionstyp im kommunalen Bereich, der vielfach die Bezeichnung "Allgemeines Krankenhaus" führte. Diese Bauten waren erforderlich durch das schnelle Wachstum der Städte infolge der zunehmenden Industrialisierung. Für die vom Land in die Städte abgewanderten Menschen mußte für den Krankheitsfall ein Unterkommen geschaffen werden. Mit der Schaffung dieses neuen Hospitaltyps fand ebenfalls eine einschneidende Änderung im Aufgabenbereich des Krankenhauses statt. Es erfolgte die Umwandlung von einer "Stätte der Caritas, der Hilfe an Armen und Hülfsbedürftigen" [11] zum Krankenhaus. Es war jetzt möglich, die Siechen und chronisch Kranken von den heilbaren Patienten zu trennen.
So konnten im größeren Rahmen jetzt nicht nur in den Universitätskliniken, sondern auch in den kommunalen Krankenhäusern statistische Auswertungen des Krankengutes durchgeführt und vergleichende Untersuchungen bei medikamentösen oder chirurgischen Behandlungen vorgenommen werden.

Auch krankenhaus-ökonomische Berichte aus dieser Zeit zeugen von dem Bemühen, wirtschaftliche Effektivitätskontrollen durchzuführen. So hatte z.B. die Choleraepidemie des Jahres 1831 in Hamburg einen Kostenaufwand von rund 500.000 Courant-Mark verursacht, von denen ungefähr 130.000 Courant-Mark für den Bau der "Choleraspitäler" verwandt worden waren. Die anschließende Auswertung der Fälle im Zusammenhang mit den durchgeführten Maßnahmen zeigte dann, daß das im Jahre 1823 erbaute Allgemeine Krankenhaus als Behandlungsstätte vollkommen ausgereicht hätte. Bei der nächsten Choleraepidemie verzichtete man auf den Bau zusätzlicher Choleraspitäler, stattete die praktizierenden Ärzte mit mehr Kompetenzen aus, verzichtete auf zusätzliche Cholerabüros als Verwaltungsstellen und überließ die Organisation allein dem Ärztlichen Verein. Dieser errichtete in seinem Vereinslokal eine Cholera-Wache, in der 82 Ärzte den Dienst übernahmen. Auch die Statistik wurde von den Ärzten selbst durchgeführt. Diese Listen enthielten jedoch nicht nur Zahlen über Erkrankungsfälle, sondern auch Aufzeichnungen über Verlauf und Therapie von Einzelfällen, so daß die Auswertung dieser Erhebung weitere wichtige Rückschlüsse erlaubte. Neben einer besseren Bekämpfung der Cholera auf medizinischem Gebiet konnte man durch diese Organisation und durch die aktive Einschaltung des Ärztlichen Vereins auf kostspielige Maßnahmen verzichten, und es reichte ein Aufwand von 20.000 Courant-Mark aus im Vergleich zum Kostenaufwand von 500.000 Courant-Mark, wobei festgestellt werden mußte, daß diese zweite Epidemie einen weitaus bösartigeren und langwierigeren Verlauf nahm und bedeutend mehr Erkrankungsfälle aufwies als die vorausgegangene [12].

Wenn heute vielfach beklagt wird, daß Bestrebungen einer systematischen Qualitätskontrolle im Bereich der medizinischen Versorgung in der jüngsten Vergangenheit in Deutschland erst relativ spät erfolgten, während in den Vereinigten Staaten von Amerika diese Bemühungen schon viel eher nachweisbar sind, so findet sich für diesen Tatbestand auch eine historische Erklärung:
Es gab in den **Vereinigten** Staaten von Amerika im 19. Jahrhundert aufgrund eines hohen Ärztebedarfs eine große Anzahl von Medizinschulen. Ende des 19. Jahrhunderts bestanden nicht weniger als 400 derartige Schulen, 1910 waren noch 148 vorhanden, erst im Jahre 1930 ging die Anzahl der qualifizierten Institute auf 46 zurück. Neben diesen Schulen entstanden jedoch manche Einrichtungen, die nicht kontrolliert werden konnten. Erst in den letzten Jahrzehnten des 19. Jahrhunderts trat hier eine Wandlung ein. Eine Straffung der Ausbildung wurde durch Ärzte initiiert, die hauptsächlich in Deutschland ihre Ausbildung erhalten hatten. Es erfolgte nun auch die Eingliederung des Unterrichts der Naturwissenschaften und der Labormedizin in den allgemeinen medizinischen Ausbildungsplan. Diese Wende wurde eingeleitet durch das Werk der JOHN-HOPKINS-GRUPPE mit der Gründung der JOHN-HOPKINS-MEDICAL-SCHOOL, die 1893 in Baltimore als selbständige Universitätsabteilung eröffnet wurde [13].

Besonders zu erwähnen ist hier noch der im Jahre 1910 veröffentlichte sogenannte "Flexner-Report" durch die "Carnegie-Foundation for the Advancement of Teaching", ein Bericht über "Medical Education in the United States and Canada", verfaßt von ABRAHAM FLEXNER (1866 - 1959). Dieser Bericht wurde zum Markstein der großen Reform des medizinischen Unterrichts

in den Vereinigten Staaten. Er trug dazu bei, daß bei dem umfassenden
Reformprogramm des medizinischen Unterrichts auch schon den Fragen der
Qualitätssicherung ein breiter Raum gegeben wurde [14].
In Deutschland haben die ärztlichen Selbstverwaltungen insbesondere in
ihrem Wiederaufbau nach dem II. Weltkrieg als eine ihrer Hauptaufgaben
die Sorge für die Gewährleistung der im Interesse der Bevölkerung erforderlichen Qualität ärztlicher Leistungen erkannt und wahrgenommen.

Lag im 15. bis 18. Jahrhundert noch die Wahrnehmung aller dieser Bereiche
bei der medizinischen Fakultät, so ist heute eine Aufteilung dieser Aufgaben, die für eine Qualitätssicherung in der medizinischen Versorgung
relevant sind, vorgenommen worden. Hierbei ist festzustellen, daß sich
der größte Anteil wieder in der Hand der Ärzte befindet, nachdem im
19. Jahrhundert staatliche Stellen diese Aufgaben übernehmen mußten, weil
die Ärzte nicht in der Lage waren, ihren Verpflichtungen nachzukommen.
Dieses geschah erst, als nach 1871 bei den Ärzten ein Umdenken erfolgte
und sie aus eigener Kraft eine Neuordnung ihrer Organisationsstruktur
in Angriff nehmen konnten.

Die Qualität ärztlicher Leistungen soll insbesondere gewährleistet werden
durch eine Qualifikation des ärztlichen Nachwuchses entsprechend den in
der Bundesärzteordnung und in der Approbationsordnung festgelegten Ausbildungszielen; durch eine Qualifikation des Arztes mittels einer im Rahmen der ärztlichen Selbstverwaltung kontrollierten und geprüften Weiterbildung; durch eine in ärztlicher Selbstverwaltung organisierte, ständig
berufsbegleitende Fortbildung des Arztes, die sicherstellt, daß sich der
einzelne Arzt durch diese Aus- und Weiterbildung laufend mit den neuen
Untersuchungs- und Behandlungsmethoden in der Medizin vertraut macht. Dieses sind nur einige wenige Punkte aus dem Aufgabenbereich, für welche die
Bundesärztekammer und die Landesärztekammern die Verantwortung übernommen
haben. Ergänzend dazu sind die Maßnahmen der Ärztekammern und der kassenärztlichen Vereinigungen zur Sicherung der Qualität der vom Arzt im einzelnen erbrachten ärztlichen Leistungen zu nennen: wie Ringversuche, Begutachtung technischer Untersuchungsergebnisse durch sachverständig zusammengesetzte Kommissionen, Qualitätssicherung der Laborleistungen,
Qualitätssicherung für Röntgenleistungen durch Radiologiekommissionen,
Qualitätssicherung für zytologische Leistungen u.a. [15].

Dieser kurze historische Überblick sollte aufzeigen, inwieweit Ärzte in
den verschiedenen Epochen der Medizingeschichte - jeweils unter Berücksichtigung des Standes der medizinischen Wissenschaft und der Möglichkeit

für ein ärztliches Arbeiten - versucht haben, eine Überprüfung und Kontrolle ihres Tuns und eine Qualitätssicherung der einzelnen Maßnahmen vorzunehmen.

Unberücksichtigt bleiben mußte bei diesem Überblick die Darlegungen über Bemühungen um eine Qualitätssicherung im Bereich der Arzneimittelforschung und -anwendung sowie der Sozialmedizin. Diese Untersuchungen sind einer speziellen Bearbeitung vorbehalten.

Literatur:

1. Lichtenthaeler, Ch.; Geschichte der Medizin, Köln 1974, Band 1, S. 103.

2. Sigerist, H.E.; Der Arzt in der griechischen Kultur. Auszug aus: A History of Medicine, Oxford University-Press Inc., Faksim-Nachdruck Esslingen 1970, S. 72.

3. Lichtenthaeler, Ch.; a.a.O. 1974, Bd. 1, S. 118.

4. Lichtenthaeler, Ch.; a.a.O. 1974, Bd. 1, S. 135.

5. Ackerknecht, E.H.; Zur Geschichte der medizinischen Ethik. In: Praxis-Schweizerische Rundschau für Medizin 53 (1974) 578-581.

6. Lichtenthaeler, Ch.; a.a.O. 1974, S. 450/51.

7. Rodegra, H.: Zur Problematik des ärztlichen Kunstfehlers im 19. Jahrhundert - Arzthaftung im Beziehungsgeflecht von Recht und Medizin. Med Welt (1981) 370-374.

8. Lichtenthaeler, Ch.; a.a.O. 1974, S. 516

9. Ackerknecht, E.H.; Geschichte der Medizin, Stuttgart 1975, S. 128.

10. Lichtenthaeler, Ch.; a.a.O. 1974, S. 491 ff.

11. Fischer-Homberger, E.; Geschichte der Medizin, Stuttgart 1975, S.83.

12. Rodegra, H.; Das Gesundheitswesen der Stadt Hamburg im 19. Jahrhundert, Suddhoffs Archiv, Beiheft 21, Wiesbaden 1979.

13. Ackerknecht, E.H.; Geschichte der Medizin, Stuttgart 1975, S. 209.

14. Ackerknecht, E.H.; Der Flexner-Report, Schweiz. Ärzteztg. (1979) 607 ff.

15. o.V.; Gesundheits- und sozialpolitische Vorstellungen der Deutschen Ärzteschaft, Köln 1980

PROBLEME DER QUALITÄTSBEURTEILUNG UND -SICHERUNG
ÄRZTLICHEN HANDELNS

H.K. Selbmann

Institut für Medizinische Informationsverarbeitung, Statistik und
Biomathematik der Ludwig-Maximilians-Universität München

Gerade in einer Zeit, in der aus den unterschiedlichsten Gründen nach einer effektiven Qualitätssicherung in der Medizin gerufen wird und die Erwartungen an sie hochgespannt sind, scheint es notwendig, an die Probleme zu erinnern, die die Qualitätssicherung ärztlichen Handelns aufwirft. An Hand der Fragestellungen
    Was ist Qualitätssicherung?
    Kann man die Qualität ärztlichen Handelns messen? und
    Wo liegen Grenzen des Machbaren?
soll eine Vielzahl von Problemen aufgezeigt werden.

Qualitätssicherung

Schaut man sich in der deutschsprachigen Literatur um, so wird bisweilen die Einführung eines neuen Formulars ebenso als Qualitätssicherung bezeichnet wie etwa die Einführung von Qualifikationsnachweisen für die Durchführung medizinischer Leistungen, etwa in der Zytologie oder der Radiologie. Beide haben sicher etwas damit zu tun, aber gerecht werden sie dem Begriff "Qualitätssicherung" nicht. Dabei stellen die DIN-Normen eine für unsere Zwecke recht brauchbare Definition zur Verfügung. Danach ist die Qualität "die Gesamtheit aller Eigenschaften und Merkmale einer Tätigkeit, die sich auf deren Eignung zur Erfüllung gegebener Erfordernisse beziehen". [1]. Die Qualität ist also ein neutrales, mehrdimensionales Maß einer Tätigkeit und keineswegs mit Güte gleichzusetzen. Erst bei der Qualitätsprüfung wird mit Hilfe dieses Maßes der Erreichungsgrad vorgegebener Qualitätsanforderungen beurteilt. Die Qualitätssicherung dagegen umfaßt alle Maßnahmen, die zu einem hohen Zielerreichungsgrad führen.

Übertragen auf das ärztliche Handeln besteht die Qualitätssicherung im wesentlichen aus folgenden 5 Schritten:
- der Erkennung von Problembereichen in der ärztlichen Versorgung und das Setzen von Prioritäten,
- der Festlegung der Ziele der Qualitätssicherung und die Definition der Qualität in dem ausgewählten Problembereich,

- der detaillierten pro- oder retrospektiven Beobachtung, Dokumentation und Datenaufbereitung,
- der Analyse des beobachteten Problems und das Ausarbeiten von Lösungsalternativen und
- der Umsetzung der Empfehlungen in die tägliche Praxis einschließlich der Messung ihrer Effektivität [2].

Erst ein solcher geschlossener Kreis, der wiederholt mit dem gleichen Problem oder mit wechselnden Problemen zu durchlaufen ist, sollte als Qualitätssicherung bezeichnet werden.

Die Probleme können dabei aus den unterschiedlichsten Bereichen der Gesundheitsversorgung stammen. Hier einige Beispiele:

Praxis - Belegarzt - Klinik - System
Arzt - ärztliches Team - ärztliche Arbeitsstätte
Vorsorge - Früherkennung - kurative Medizin - Rehabilitation
Diagnostik - Therapie-Indikation - Therapie
Probleme/Diagnosen/Symptome - Therapiestrategien/einzelne Maßnahmen

Die meisten amerikanischen Studien und Programme zur Qualitätssicherung haben Gesundheitsprobleme aus dem Bereich der kurativen Medizin zum Gegenstand. Cholezystitis, Hypertonie und Harnwegsinfekte sind die am häufigsten untersuchten Diagnosen [3]. Oft werden aber auch einzelne ärztliche Maßnahmen wie der Verbrauch von Vollblutkonserven oder von Antibiotika unter die Lupe genommen.

Qualitätsbeurteilung

Die Vielzahl der Problembereiche macht deutlich, wie vielschichtig angelegt das Maß "Qualität ärztlichen Handelns" sein muß. Viele Autoren haben versucht, es zu strukturieren. Alle Ansätze lassen sich jedoch mehr oder weniger direkt auf die einfache Trilogie von Donabedian zurückführen [4]:

Struktur-, Prozeß- und Ergebnis-Qualität.

Unter der Strukturqualität werden dabei die relativ stabilen Eigenschaften der Ärzte und ihrer Arbeitsstätten zusammengefaßt. Hierzu gehören ihr Erfahrungsstand, ihre technische Ausstattung, ihre Erreichbarkeit durch die Patienten etc. In der Vergangenheit hat man häufig versucht, an der Strukturqualität die Qualität der ärztlichen Versorgung zu messen. Dabei ist man von der Annahme ausgegangen, daß eine große Erfahrung oder ein hoher technischer Standard automatisch zu einer guten Qualität führen muß. In der Zwischenzeit hat man gelernt, daß dem nicht immer so ist. Die Bundesrepublik Deutschland ist z.B. in Europa das Land mit der größten

Zahl an Kardiotokographen und dennoch liegen wir mit der perinatalen Mortalität nur an 13. Stelle.

Über den kausalen Zusammenhang zwischen der Strukturqualität und der Qualität ärztlichen Handelns wissen wir selten genaues. Darüber hinaus eignet sich die Strukturqualität wegen ihrer schwerfälligen Variabilität wenig für routinemäßige Qualitätssicherungsprogramme.

Die Prozeßqualität mißt wohl am direktesten das ärztliche Handeln. Sie umfaßt sowohl die Frage, ob alle notwendigen ärztlichen Maßnahmen in Diagnostik und Therapie durchgeführt wurden als auch die Frage nach dem wie. Zurückgehend auf den Vorschlag von Brook und Williams [5] läßt sich die Prozeßqualität in 4 Teile zerlegen: einen Anteil für die technischen Fähigkeiten des Arztes, einen Anteil für die "art-of-care", einen Anteil für die Wechselwirkung zwischen beiden und einen Zufallsanteil. Die "art-of-care" wird im wesentlichen vom Arzt-Patienten-Verhältnis und dem Milieu bestimmt, in dem die ärztliche Versorgung stattfindet. Fakten wie kurze Wartezeiten, gleicher Arzt oder Gleichbehandlung der Patienten gehen positiv in das Qualitätsmaß der "art-of-care" ein und schlagen sich in der Zufriedenheit der Patienten nieder. Allerdings bedarf es noch vieler methodisch fundierter Studien und Erfahrungen, um diesen Bereich der Prozeßqualität reliabel und valide messen zu können, ganz abgesehen davon, daß Angaben zur "art-of-care" in den seltensten Fällen den Krankengeschichten oder anderen ärztlichen Aufzeichnungen zu entnehmen und damit retrospektiv nicht zu erfassen sind.

Sehr viele Erfahrungen liegen auf dem Gebiet der technischen Qualität des Behandlungsprozesses vor. Die ersten Qualitätssicherungsstudien bedienten sich überwiegend impliziter Beurteilungsmethoden, bei denen im wesentlichen retrospektiv an Hand von Unterlagen von Kollegen das ärztliche Verhalten bei ausgewählten Patienten beurteilt wurde. Die spezielle Ausgangssituationen der Patienten, Besonderheiten des Verlaufs oder die Komorbidität können dabei berücksichtigt werden. Für seltene Ereignisse und beim Fehlen expliziter Kriterien ist dies auch heute das Verfahren der Wahl. Seine Nachteile liegen jedoch in dem großen Zeitbedarf für Experten und der geringen Standardisierbarkeit der Kollegen.

Bei den expliziten Verfahren haben sich die Berater schon vorher explizit auf Kriterien und deren Beurteilung festgelegt. Zwar sind diese Verfahren dann an ärztliches Hilfspersonal delegierbar, dafür werden aber allzuoft die Patienten über einen Kamm geschoren. Studien von Brook [6] und Hulka [7] haben gezeigt, daß explizite Verfahren hoch sensitiv sind, daß aber nicht alle Ärzte, deren Prozeßqualität unter den expliziten Standards liegt, auch bei einer impliziten Beurteilung negativ abschneiden würden.

Von den expliziten Verfahren sind die Kriterienlisten die weitverbreitesten. Unter einem Kriterium hat man sich z.B. die Tokolyserate bei vorzeitigen Wehen oder die Kaiserschnittfrequenz bei BEL in einer Klinik vorzustellen. Eine Aufzählung solcher Kriterien, wie sie etwa in den Klinikprofilen der Bayerischen Perinatal-Erhebung verwendet wird, nennt man eine Kriterienliste. Die Überschreitung bestimmter kriterienspezifischer Auffälligkeitsgrenzen führt dabei zu einer expliziten Beurteilung der Prozeßqualität. Greenfield und Mitarbeiter [8] haben angesichts der geringen Anpassungsfähigkeit der Kriterienlisten das mehr entscheidungsorientierte Verfahren der Kriterienbäume entwickelt. Die Abbildung 1 zeigt einen Ausschnitt aus dem Entscheidungsbaum für Harnwegsinfekte. Obwohl bereits für über 50 Gesundheitsprobleme solche Kriterienbäume vorliegen, muß dieses Verfahren noch als im Experimentierstadium befindlich betrachtet werden. Die mangelnde Konsensfähigkeit in den Diagnose- und Therapiestrategien, der hohe Zeitaufwand für die Entwicklung und das schwierige Vergleichen der Bäume mit den tatsächlichen Behandlungsprozessen sind zur Zeit noch als wesentliche Nachteile dieses Verfahrens zu nennen.

Die Zukunft der Prozeßqualitätsmessung scheint in einer Mischform zwischen impliziten Ansätzen und expliziten Kriterienlisten und -bäumen zu liegen.

Genauso schwer wie die Definition der Gesundheit ist die Definition der Ergebnisqualität ärztlichen Handelns. Gesundheitsindizes, Funktionsindizes, Langzeitergebnisse, Komplikationsraten, Entlassungszustände, manchmal auch die Liegezeit werden als Qualitätsmaße eingesetzt. Auf die Probleme der Ergebnisdefinition, die aus der Diskussion um die kontrollierten klinischen Studien hinreichend bekannt sind, muß hier nicht weiter eingegangen werden.

Unter der Hypothese, daß eine hohe Prozeßqualität auch zu guten Ergebnissen führen sollte, dürfte es ausreichen, entweder nur die Prozeßqualität oder nur die Ergebnisqualität zu beurteilen und bei Abweichungen von den Erwartungen Empfehlungen zur Korrektur auszusprechen. Beide Ansätze haben ihre Vor- und Nachteile wie folgende Tabelle zeigt (nach Donabedian [9] und McAuliffe [10]):

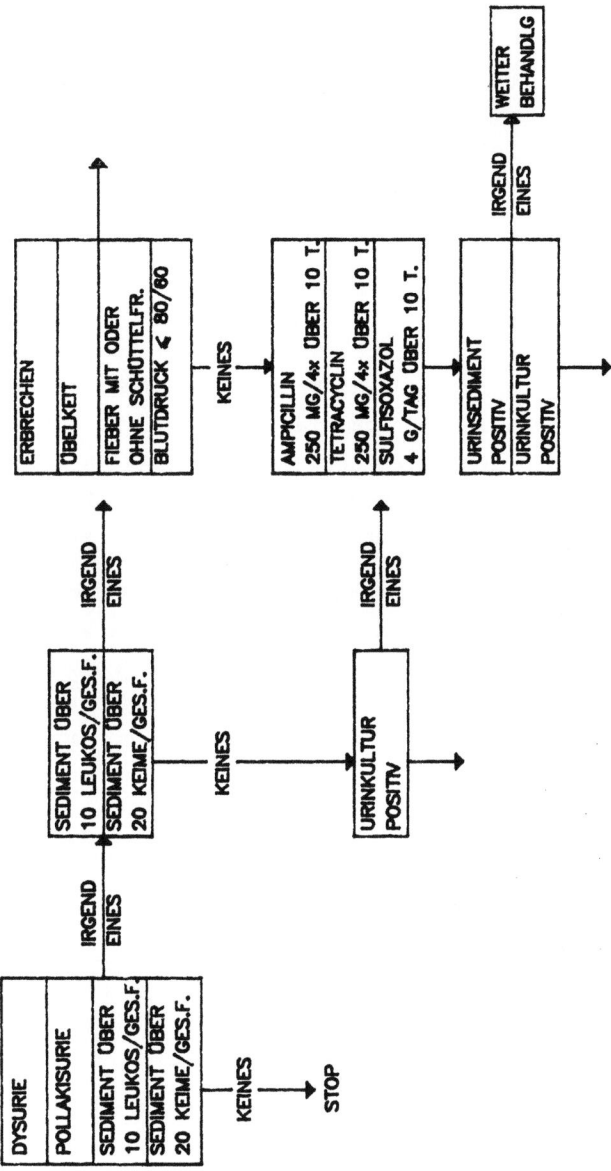

Abb. 1   Ausschnitt aus dem Kriterienbaum für Harnwegsinfekte nach S. Greenfield et al. [8]

	Prozeßorientierter Ansatz	Ergebnisorientierter Ansatz
kostensparend	−	+
konsensfähig	−	+
innovationsfördernd	−	+
Zeithorizont	simultan	retrospektiv
Bezug zum ärztlichen Handeln	+	−

Prozeß- und Ergebnisqualität korrelieren nicht immer positiv miteinander. Gut und vollständig geführte Krankengeschichten zeigen z.B. häufiger Unvollkommenheiten in der Qualität als schlecht geführte. Die Konsequenz aus der oftmals fehlenden kausalen Korrelation der beiden Qualitätsmaße ist daher, sowohl die Prozeß- als auch die Ergebnisqualität als Ausgangspunkte für Qualitätssicherungsaktivitäten zu verwenden.

Das allumfassende Qualitätsmaß ärztlichen Handelns gibt es nicht. Möglichkeiten und Ideen, die Qualität punktuell zu messen und zu sichern, sind aber genug vorhanden. Viele davon wurden in wissenschaftlichen Studien in den USA erprobt. Von hier über Machbarkeitsstudien bis zum Routineeinsatz ist aber noch ein weiter, oft unterschätzter Weg. Nicht umsonst haben die Qualitätssicherungsprogramme in der Perinatologie [11] und der Chirurgie [12] 4 und mehr Jahre gebraucht, um aus dem Studienstadium in das Stadium der Routineanwendung zu gelangen. Die Gründe hierfür sind u.a. methodischer, interpersoneller, personeller und finanzieller Art. Nachdem ein Teil der methodischen Gründe bereits angesprochen wurde, soll auf die letzten 3 noch kurz eingegangen werden, da auch sie weitere Grenzen des Machbaren aufzeigen.

Machbarkeit

Methodikern und Ärzten, die sich mit der Qualitätssicherung ärztlichen Handelns beschäftigen, wird auch heute noch oft mit Argwohn gegenüber getreten. Der Konflikt scheint in der Tat auch vorprogrammiert zu sein. Wo immer man in den USA die Qualität ärztlichen Handelns untersuchte, fand man Gelegenheit zu ihrer Verbesserung. Auch wenn man die Effektivität von Qualitätssicherungsmaßnahmen nachweisen will, muß man zeigen, daß die Qualität ärztlichen Handelns vorher nicht so optimal gewesen ist. Es bedarf langer Gespräche und intensiver Zusammenarbeit im Verborgenen, bis die Brücke des Vertrauens sich so gefestigt hat, daß sie kleinere Belastungen aushält und alle Beteiligten erkannt haben, daß das gemeinsame Ziel, die Sicherung der Qualität diese Mühen wert ist.

Ohne die Bereitschaft der Ärzte kann keine effektive Qualitätssicherung existieren. Sie wird umso erfolgreicher sein, je mehr die Personen, die an den Qualitätssicherungsprogrammen beteiligt sind, das Vertrauen der Ärzte besitzen, deren Qualität ärztlichen Handelns es zu sichern gilt.

Die Personalfrage läßt sich auf allen 5 genannten Stufen der Qualitätssicherung stellen und könnte für klinische Qualitätssicherungsprogramme folgendermaßen beantwortet werden:

Das Erkennen von Problemen und das Setzen von Prioritäten ist eine interdisziplinäre Aufgabe. Ärzte unterschiedlicher Disziplinen, vielleicht auch Pflegepersonal und Patientenvertreter sollten hier in Qualitätssicherungskommissionen zusammenarbeiten.

Die Definition der Qualität sollte von überregional akzeptierten ärztlichen Autoritäten vorgenommen werden, die auch in der Lage sind, sich selbst einmal in Frage zu stellen.

Die Beobachtung und die Dokumentation der Daten können von den behandelnden Ärzten übernommen werden. Die Erfahrung zeigt, daß schon eine intensive Selbstbeobachtung und der Umgang mit den Erhebungsbögen in der Lage sind, die Qualität zu verbessern.

Die Analyse der Daten sollten, wenn möglich, speziell ausgebildete Methodiker oder Ärzte - man könnte sie als klinische Epidemiologen bezeichnen übernehmen. Wir haben die Erfahrung gemacht, daß der Umgang mit Statistiken und deren Interpretation nicht jedermanns Sache ist. Die Ausarbeitung von Empfehlungen zur Verbesserung der Qualität kann nur auf lokaler Basis erfolgen. Nur dort ist das Wissen um kausale Detailzusammenhänge vorhanden. Externe Hilfestellungen von Kollegen könnten jedoch nützlich sein.

Schließlich ist die Überwachung der Effektivität wiederum Angelegenheit des Gremiums, das auch die Schwerpunkte der Qualitätssicherung setzt, z.B. der Qualitätssicherungskommission der Klinik.

Die Qualitätssicherung ärztlichen Handelns ist mit erheblichem finanziellen Aufwand verbunden. Ausschlaggebend sind weniger die Kosten für die Entwicklung von Modellen, als vielmehr die Kosten der routinemäßigen Durchführung, die Brook und Lohr [13] z.B. für die USA auf etwa 2% aller Ausgaben für das Gesundheitswesen schätzen. Allein 144 Millionen Dollar verschlang das PSRO-Programm 1980, etwa 8,70 Dollar pro Aufnahme. Vergleichsweise billig ist die Teilnahme an der Bayerischen Perinatal-Erhebung, bei der die Kliniken pro Kind DM 5,-- bezahlen, die ihrerseits von der kassenärztlichen Vereinigung bzw. über den Pflegesatz aufgebracht werden.

Qualitätssicherung ist eine langfristige Investition. Kurzfristige Kosteneinsparungen wie sie etwa durch die Reduktion nicht notwendiger ärztlicher Maßnahmen erreicht werden können, sind selten. Darum ist es umso notwendiger, die Effektivität der Qualitätssicherungsprogramme auch langfristig zu beobachten und ineffektive Programme wieder abzusetzen. Solche Aktivitäten limitieren die Weiterentwicklung und verursachen neben Arbeit und Kosten nur Frustration.

Schlußbemerkung

Qualitätssichern heißt leben mit Kompromissen. Wissenschaftliches Streben nach Vollkommenheit muß mit dem Zwang zur Praktikabilität ebenso Kompromisse eingehen, wie etwa die Forderung nach totaler Transparenz mit autistischen Verhaltensweisen. Die Suche nach machbaren und effektiven Kompromissen in der Qualitätssicherung ist die Aufgabe der Stunde.

Da es m.E. ein universelles und zugleich effektives Qualitätssicherungsprogramm nicht geben kann, müssen für die verschiedenen Problembereiche unterschiedliche Qualitätssicherungsmodelle entwickelt und zur Routinereife gebracht werden. Auf diesem Gebiet herrscht in der Bundesrepublik leider ein großer Nachholbedarf. Operationale Modelle für die nicht-operativen Fächer, für die ambulante Versorgung oder die Indikationsstellung bei Operationen sind nötig. Das Hauptproblem scheint jedoch der Mangel an engagierten Ärzten zu sein, die bereit sind, die geschilderten Probleme als Herausforderung zu betrachten.

Aus dem zu erarbeitenden Modellrepertoire kann dann das Fach, die Klinik oder der niedergelassene Arzt auf freiwilliger Basis die für seine spezielle Situation geeigneten Modelle auswählen. Das Ziel sollte eine Selbstkontrolle mit externer Hilfestellung sein, die sich von der Bereitstellung externer Vergleichsmöglichkeiten bis hin zu dem individuellen Fortbildungsangebot an Hand der eigenen Daten erstreckt. Auf dem Weg dahin gibt es allerdings noch viel zu tun.

Literatur

[1] Deutsche Normen : Begriffe der Qualitätssicherung und Statistik
DIN 55350 Teil 11 April 1979

[2] H.K. Selbmann, P. Swertz : Ist ärztliche Qualitätssicherung bei uns antiquiert? 10 beispielhafte US-Modelle
Der Deutsche Arzt 31, 1981, 30-35

[3] H.K. Selbmann,   : Praxis der Qualitätsburteilung ärzt-
     H.-J. Eißner   lichen Handelns
                             MMW 123, 1981, 216-220

[4] A. Donabedian   : Evaluating the Quality of Medical Care
                             Milbank Mem. F. Q. 44, 1966, 166-203

[5] R.H. Brook,   : Quality of Health Care for the
     K.N. Williams   Disadvantaged
                             J. Comm. Hlth 1, 1975, 132-156

[6] R.H. Brook   : Quality of Care Assessment: Choosing
                             a Method for Peer Review
                             N. Engl. J. Med. 288, 1973, 1323-1329

[7] B.S. Hulka et al.   : Peer Review in Ambulatory Care: Use
                             of Explicit Criteria and Implicit
                             Judgements
                             Med. Care (Supplm.) 17, 1979, 1-73

[8] S. Greenfield et al.: Physician Preference for Criteria
                             Mapping in Medical Care Evaluation
                             J. Fam. Pract. 6, 1978, 1079-1086

[9] A. Donabedian   : The Definition of Quality and
                             Approaches to its Assessment
                             Health Adm. Press Ann Arbor, Michigan
                             1980

[10] W.E. McAuliffe   : Measuring the Quality of Medical Care:
                             Process versus Outcome
                             Milbank Mem. F. Q. 57, 1979, 118-152

[11] H.K. Selbmann et al.: Münchner Perinatal-Studie 1975-77
                             Daten, Ergebnisse, Perspektiven
                             Deutscher Ärzte-Verlag 1980

[12] W. Schega,   : Pilotstudie 79 zur Qualitätssicherung
     H.K. Selbmann (Hg.)   in der Chirurgie
                             Demeter-Verlag, München (in Vorb.)

[13] R.H. Brook,   : Quality Assurance of Medical Care:
     K.N. Lohr   Lessons from the U.S. Experience
                             in: H.K. Selbmann, K.K. Überla (Hg.)
                             Quality Assessment of Medical Care
                             Bleicher-Verlag, Stuttgart 1981

KRITERIEN UND PROBLEME DER QUALITÄTS-SICHERUNG IN DER VORSORGEMEDIZIN

F.W. Schwartz

Zentralinstitut für die Kassenärztliche
Versorgung in der Bundesrepublik Deutschland
Köln

Unter Vorsorge-Medizin im engeren Sinne soll hier verstanden werden die Suche nach und die Beeinflussung von teilursächlichen Risikofaktoren von Krankheiten oder ihrer klinisch stummen Frühstadien. Damit sind Teilbereiche der primären Prävention und die sogenannte sekundäre Prävention angesprochen. Probleme der Exposition durch die Umwelt werden ausgeklammert. Entsprechend der gegenwärtig vorherrschenden Programme und den darüber geführten Diskussionen wollen wir uns ferner vorrangig mit Fragestellungen für chronische Erkrankungen befassen und ferner das Problem der Suche, das sogenannte Screening, einschließlich der Abklärungsdiagnostik in den Mittelpunkt stellen. Nachfolgende Interventionen werden demgegenüber aus Zeitgründen in den Hintergrund treten.

Die Evaluation der Wirksamkeit präventiver Interventionen ist im übrigen vergleichbar mit der kurativer Therapiestudien. Sie gewinnt nur ihre besondere Problematik durch die oft jahrelange Beobachtungszeit zwischen frühentdecktem Risiko oder Krankheitsfrühstadium und dem final zu erwartenden Outcome und ebenso in der teilweise beabsichtigten Wirkung auf große Bevölkerungsgruppen. Die Komplexität möglicher Einflüsse und die Schwierigkeiten, valide Datenbasen über lange Zeiträume und große Gruppen zu sichern, setzen hier oft deutliche Grenzen. Die grundsätzlichen Beziehungen zwischen Screening und Outcome müssen vor der bevölkerungsweiten Etablierung eines Screenings in sorgfältig kontrollierten Langzeitstudien geklärt sein. Die Geschichte der Zervixscreenings verdeutlicht, daß eine spätere Aufklärung schwierig ist [15]. Daraus ergeben sich Gründe, für eine laufende Qualitätssicherung insbesondere aktuelle diagnostische Prozeßdaten zu betrachten, falls diese gesicherte Beziehungen zum Outcome haben, oder solche Outcome-Daten zu evaluieren, die kurzfristig verfügbar und prozeßorientiert sind, und deshalb Optimierungschancen eröffnen.

Die qualitative Evaluation von Screeningprogrammen beginnt bereits bei ihrer Planung[1]. Die Ziele, die Auswahl der Zielkrankheiten, die angewendeten Methoden, der erwartete Nutzen und der gewählte organisatorische Rahmen müssen vorab mit entsprechenden Begründungen formuliert sein, um später bewertet werden zu können (Übersicht 1).

ZIELE, ART DES PROGRAMMS
- Primär/Sekundär-Prävention
- Epidemiologische/Methodische Studie
- Gesundheitliche Dienstleistung
- Andere Gesundheitspolitische Ziele

KRITERIEN FÜR ZIELKRANKHEITEN
- Krankheitslast
  o Individuelle Krankheitslast
    (Verlust an Lebensjahren, vermeidbare Behinderung, Schmerz)
  o Kollektive Krankheitslast
    (u.a. Produktionsverlust, Kosten)
- Ätiologie, Pathogenese
  o Ausreichend bekannt
  o Risiken, Frühstadien mit ausreichender Latenzzeit, "Sojourn Time", Signalstärke, "Transition Probability"
- Nutzen, Risiken, Kosten
  o Akzeptable Behandlung verfügbar, die die Krankheitslast wirksam zu senken verspricht gegenüber der verfügbaren Versorgung
  o Risiken und Kosten stehen in angemessenem Verhältnis dazu (im Vergleich zu anderen Gesundheitsaufgaben)

Ziel und Art des Programms sollten klar benannt sein, ebenso die gewählten Kriterien für die Zielkrankheiten und der Grad ihrer Erfüllung. So sind die Voraussetzungen natürlich völlig andere, je nachdem, ob es sich um eine methodische Einzelstudie oder um eine gesundheitliche Dienstleistung auf Dauer handelt. Es ist durchaus möglich, daß ganz andere gesundheitspolitische Ziele ebenfalls eine Rolle spielen.

Während bei den Kriterien für Zielkrankheiten die Frage der Krankheitslast und der Kosten im erheblichen Maße auch von den jeweiligen Gegebenheiten und dem Diskussionsstand des Landes, der Region oder etwa eines Betriebes abhängig sind, sollten die übrigen Voraussetzungen stets auf einem akzeptablen wissenschaftlichen Niveau erfüllt sein. So sollte die Pathogenese hinsichtlich ihrer wesentlichen Einflußfaktoren bekannt sein.

---

[1] Herrn B.P. Robra, Hannover, danke ich für Anregungen zu möglichen Planungskriterien

Voraussetzung ist ferner natürlich, daß entdeckbare kausale Risiken oder Frühstadien vorliegen mit einer ausreichenden präklinischen Verweildauer (sojourn-time) vor der Krankheitsmanifestation und zwar zu diesem Zeitpunkt bereits mit einer Signalstärke, die ihre Entdeckung bei vernünftigem Aufwand wahrscheinlich macht. Zugleich ist zu fordern, daß ihre Übergangswahrscheinlichkeit (transition probability) in die manifeste Erkrankung beschrieben werden kann.

Aus diesen Überlegungen heraus sind die Kriterien für die Zielpopulation zu entwickeln (Übersicht 2):

Kriterien für Zielpopulation

- EPIDEMIOLOGISCH
  (Prävalenz, Inzidenz, Signalstärke,
   "sojourn time", "transition probability")
- SOZIALPOLITISCH
  (Krankheitslast, Kosten, Risiken, Nutzen)
- ORGANISATORISCH
  (örtliche und zeitliche Verfügbarkeit,
   Folgecompliance, Integration in kurative
   Versorgung)

Epidemiologische Kriterien können sein: Prävalenz und Inzidenz der Zielkrankheit bzw. wichtiger noch, der zu entdeckenden Zielläsionen, oder Alter, Geschlecht und andere sozialstatistisch resp. medizinisch einfach und zuverlässig abgreifbare Merkmale. In diesem Zusammenhang ist viel diskutiert worden über die sogenannte Prävalenzanreicherung der Zielkrankheit durch die Bildung von Risikopopulationen mit hoher Prävalenz- oder Inzidenzerwartung. Leider haben sich bisher wenige Merkmale als praktikabel herausgestellt. Auf dem Sektor der Herz-Kreislauf-Erkrankungen wurde in der Eberbach-Wiesloch-Studie gezeigt, daß über die Hälfte der Männer zwischen 30 und 59 mindestens einen der bekannten Risikofaktoren für koronare Herzkrankheit hatten. Ferner ist nach den Ergebnissen der Framingham-Studie ein beachtlicher Teil der Erkrankungsfälle in der Bevölkerungsgruppe mit keinem erfaßten Risiko zu erwarten. Oder wenn anders für beide Bevölkerungsgruppen die gleiche interventionistische Konsequenz zu ziehen ist, in diesem Falle z.B. in Bezug auf "richtige" Ernährung, Bewegung und Genußgiftverbrauch, wird die Unterteilung der Population nach Risikoprävalenzen fragwürdig [10].

Eine andere Art von Problem zeigt ein Beispiel aus der Krebsepidemiologie (Tabelle 1).

KOLOREKTALES KARZINOMRISIKO	
NORMALBEVÖLKERUNG	~ 0,04
RISIKOGRUPPEN	
- FAMILIÄRE POLYPOSIS	- 1,0
- COLITIS ULCEROSA	- 0,5
- ADENOMATÖSE POLYPEN	- 0,2
- STATUS NACH KOLOREKTALEM CA.	~ 0,15
- STATUS NACH MAMMA-, OVARIAL-CA.	~ 0,08

nach [17]

Alle bekannten Hochrisikogruppen für das kolorektale Karzinom sind entweder klinisch manifeste, ohnehin unter Betreuung stehende Patienten oder sie bedürfen, wie die Polypenträger, selbst eines Screenings, um entdeckt zu werden. Dies sind zwei beispielhafte Gründe dafür, daß sich als die wichtigsten praktikablen Risikogruppen für die bevölkerungsweit vorkommenden chronischen Erkrankungen bisher Alter und Geschlecht erwiesen haben, wenn wir einmal bestimmte ethnische und geographisch gebundene anderweitige Unterschiede außer acht lassen.

Wesentliche epidemiologische Kriterien für die Auswahl einer Zielpopulation (Übersicht 2) können auch altersgebundene Veränderungen der Signalstärke von Merkmalen sein, ihre präklinische Verweildauer (sojourn-time) [14, 18] oder ihre Übergangswahrscheinlichkeit in die manifeste Erkrankung (transition probability) [4, 14]. Fragen der Signalstärke von Merkmalen sind beispielsweise wesentliche Gründe für die Festlegung sehr distinkter entwicklungsdynamisch fixierter Untersuchungszeitpunkte bei Säuglingen und Kleinkindern [2, 12]. Sehr lange präklinische Latenz und geringe Übergangswahrscheinlichkeit sind Argumente gegen ein zu frühes Screening auf Vorstadien des Zervixkrebses bei jungen Frauen [14]. Andere Auswahlkriterien für die Zielpopulation können nur gestreift werden. Es ist fundamental zu beachten, daß Krankheitslast, Kosten, zu erwartender Nutzen und Risiken sich in der Regel mit dem Alter der Zielpopulation strikt verändern.

Die erfolgreiche Abgrenzung geeigneter Subpopulationen kann eine wichtige Methode sein, die diagnostische Qualität eines Screenings wesentlich zu steigern. Wichtigste Maßzahl ist hierfür die Häufigkeit des Risikomerkmals in der Zielpopulation gewichtet mit dem relativen Risikowert (population attributable risk).

Es ist wenig bekannt, daß Wissen oder Annahmen über Risikoverteilungen in einer z w e i f a c h e n Weise in die diagnostische Qualität des Screening eingehen: einmal objektiv im Sinne einer Prävalenzanreicherung des gesuchten Merkmals in der Screeningpopulation; zum anderen durch den unter Umständen wesentlichen Einfluß auf die Anpassung einer subjektiven Entscheidungsschwelle (decision criterion) bei den Untersuchern. Dies gilt dann, wenn die Art der Untersuchung oder des Zielmerkmals einen solchen subjektiven Entscheidungsspielraum ermöglicht. Hohe Risikoannahmen führen tendenziell zu einer Herabsetzung der (positiven) Entscheidungsschwelle und umgekehrt. So konnte etwa für die Prostatauntersuchung gezeigt werden, daß Kliniker in dem ihnen zugewiesenen Krankengut deutlich häufiger zur Verdachtsannahme eines Malignoms neigen als niedergelassene Ärzte in ihrer Klientel. Deshalb war bei Klinikern die resultierende Sensitivität höher (0,76), die Spezifität aber niedriger (0,69) als bei den Nichtklinikern (0,44 bzw. 0,81) [9].

Im übrigen wird oft übersehen, daß für die Abgrenzung zutreffender Risikogruppen oder Teilpopulationen bereits im Vorfeld des Screenings hinsichtlich Zuverlässigkeit und Validität die gleichen Kriterien gelten wie für Screeningtests, die im folgenden Abschnitt dargelegt werden sollen (Übersicht 3):

Kriterien für Screeningtests

- VALIDITÄT

    * Erwartungswerte
      Prävalenz, bei periodischem Screening auch Inzidenz
      Sensitivität, Spezifität
      Signalstärke
      Utilitätsannahmen (bei variablen Entscheidungswerten)
      Analytische Varianz
      Intra- und interindividuelle Merkmalsvarianz
      Kombination dichotomer oder quantitativer Tests
      Validität der Referenztests
      Periodik des Screenings

    * Reliabilität

    * Offengelegte Standards für Messung und Ergebniswertung

Forts. von Übersicht 3:

- AKZEPTANZ (Einfachheit, Risiken u.a.)
    * für Probanden
    * für Untersucher
- DIAGNOSTISCHER ERTRAG
    (aus Validität, Akzeptanz, Prävalenz bei
    periodischem Screening auch Inzidenz)
- ERFÜLLUNG DIESER KRITERIEN
    für die verfügbare Abklärungsdiagnostik
    (u.U. gleich Referenztests)

Wichtigstes Validitätskriterium für die Praxis sind hier die positiven und negativen Erwartungswerte (predictive values), das heißt, die Wahrscheinlichkeit eines richtig positiven Testausfalls bzw. eines richtig negativen Testausfalls bezogen auf die positiven bzw. negativen Tests in der Untersuchungspopulation.

Diese Erwartungswerte entsprechen dem natürlichen Entscheidungsverhalten des Arztes. Ihre Kenntnis hat deshalb für die Praxis die größte Bedeutung. Nun verlangt aber ihre Handhabung durch den Untersucher im Screening nicht nur a priori-Kenntnisse über Sensitivität und Spezifität des Testes sondern auch über die Prävalenz der Merkmalsträger in seinem Untersuchungsgut. Diese Information hat er aber in der Regel n i c h t. Ärztliche Untersucher pflegen dies durch grobe Annahmen im Sinne von "häufig" oder "selten" zu ersetzen. Dementsprechend unscharf können auch nur ihre Annahmen über die positiven oder negativen Erwartungswerte ausfallen, was zwangsläufig die Sicherheit ihrer Entscheidungen senkt. Keinesfalls in allen Fällen wird es durch die Organisatoren eines Screeningprogramms möglich sein, hier präzise Erwartungswerte mit darauf abgestimmten Entscheidungskriterien für weiteres Vorgehen vorzugeben. Dies kann der Fall sein, wenn Sensitivität oder Spezifität oder beide sehr nahe bei 1 liegen. In diesen Fällen lassen sich praktisch unabhängig von Prävalenzannahmen sinnvolle Entscheidungskriterien dem Untersucher vorgeben. Je weiter entfernt Sensitivität und Spezifität von 1 liegen, um so wichtiger sind für den Untersucher begründete Prävalenzannahmen. Tabelle 2 zeigt einige Tests, die einige der genannten Bedingungen aufweisen.

Tabelle 2:

	DIAGNOSTISCHE SENSITIVITÄT	SPEZIFITÄT
PHÄOCHROMOZYTOM [1]		
KATECHOLAMINE (CHROMATOGRAPHIE)	1.00	0.98
LAKTASE-MANGEL [1]		
KLINISCHES SYMPTOM (DIARRHOE NACH LACTOSE-GABE)	1.00	0.88
LABOR BLUTGLUCOSE NACH LAKTOSEBELASTUNG	0.76	0.96
KOLON - KARZINOM [1]		
CEA - TEST		
Entscheidungskriterien > 3 ng/ml	0.67	0.81
> 5 ng/ml	0.54	0.94
GUAJAK - TEST [2]	0.54	0.95
für Polypen ≥ 5 mm	0.41	0.96
für Polypen < 5 mm	0.01	0.94

1) nach Büttner in (4)
2) Schwartz und Heuser 1981 (13)

Bei den ersten beiden aufgeführten Tests, von denen der zweite bemerkenswerterweise ein klinisches Symptom ist, kann man für den negativen Erwartungswert sehr klare Angaben machen, während der positive Erwartungswert je nach Kollektiv stark schwanken wird. Am Beispiel des CEA-Tests auf Kolonkarzinom wird ein weiterer wichtiger Sachverhalt deutlich. Bei quantitativen Tests kann durch die Festlegung des "decision criterions" Sensitivität und Spezifität des Tests je nach Anwendungsbedarf beeinflußt werden. Gründe dafür können nicht nur in unterschiedlichen Prävalenzen liegen, sondern z.B. in der Schwere der Zielkrankheit und den damit unterschiedlichen Entscheidungskonsequenzen. Beim Kolonkarzinom wird ein falsch-negativer Befund auf der Stufe eines Screenings meist sehr viel gravierendere Konsequenzen haben als ein falsch-positiver Befund, der durch Nachfolgediagnostik korrigiert werden kann, wenngleich auch dieser Kosten und Beunruhigung verursacht.

Diese Entscheidungssituation ist bei Screeningaktionen auf schwerwiegende chronische oder lebensbedrohliche Erkrankungen häufig gegeben. Sie erklärt, warum Ärzte unter Unsicherheit das Risiko falsch positiver Entscheidungen bevorzugen. Dies mag u.a. den geringen positiven Vorhersagewert der Krebsverdachtsdiagnosen im gesetzlichen Screening erklären, ebenso die hohe Zahl falsch positiver Verdachtsfälle auf Hüftgelenksdysplasie oder cerebralparetische Störungen im gesetzlichen Kinderscreening [11, 12]. Auch wenn sich die Ärzte hier sicher nicht screeninggerecht verhalten, so folgen sie einem entscheidungslogisch richtigen Gesetz. Es besagt für Entscheidungen unter Unsicherheit, daß sich die Entscheidung auf der Basis der relativen outcome-B e w e r t u n g e n und nicht an der W a h r s c h e i n l i c h k e i t ihres Eintretens orientieren soll [1]. Das Problem falsch positiver Entscheidungen im Screening liegt allerdings nicht so sehr in der einzelnen vorübergehenden falsch positiven Entscheidung, sondern in ihrer meist beträchtlichen Häufigkeit, die zu hohen Kosten führt und das Ansehen des Screenings schädigen kann, ferner auf der Ebene der Abklärungsdiagnostik: ist deren Spezifität deutlich <1 , steigt mit der Häufigkeit falscher Verdachtsfälle zugleich die Gefahr definitiv falscher Diagnosen. In den beiden genannten praktischen Beispielen aus dem Kinderscreening sind leider verbesserte pädiatrische Standards (Tests) vorerst auch nicht in Sicht, so daß hier allenfalls ein verbessertes Training der Untersucher die unnötigen Kosten und Risiken einer "Überdiagnostik" mildern helfen kann.

Beim Guajak-Test, für den wir (Tabelle 2) eigene Berechnungen wiedergegeben haben, wird ein weiterer, oft übersehener Umstand deutlich. Sensitivität und Spezifität müssen sich sehr präzise auf eine bestimmte Zielläsion beziehen. Die Testempfindlichkeit ist verständlicherweise für ein Karzinom mit deutlicher Blutungsneigung sehr viel höher als für mittlere oder kleine Polypen. Angaben zur Testqualität sollten sich also möglichst auf präzis definierte Stadien oder Vorstadien von Krankheiten beziehen, da die Signalstärke der Merkmale (Büttner) [3] im Laufe der pathogenetischen Entwicklung außerordentlich stark schwanken kann.

In diesem Zusammenhang ist eine Kritik an dem in der (Krebs-)Screeningtheorie viel diskutierten "length sampling bias" angebracht. Er postuliert die höhere Entdeckungswahrscheinlichkeit langsamer pathomorphologischer Verläufe [18]. Nimmt aber z.B. bei morphologisch orientierten Entdeckungsmethoden deren Sensitivität mit wachsender Zielläsion stark zu, so sind bei gleichem Startpunkt des Wachstums schnell wachsende

Tumorformen zu einem nicht zu ferne liegenden Screeningzeitpunkt leichter entdeckbar (Abb.1).

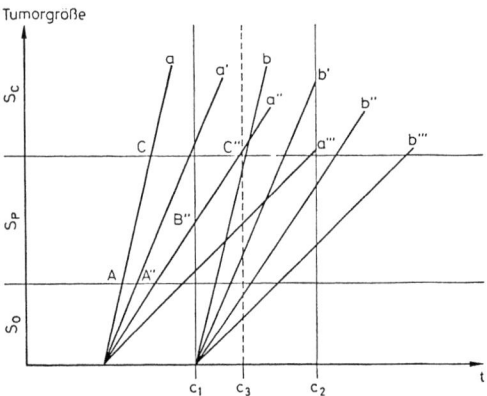

S_0 = Nicht entdeckbare präklinische Phase
S_P = Entdeckbare präklinische Phase
S = Klinische Phase

Während der entdeckbaren präklinischen Phase (sojourn time) wächst bei größenabhängigen morphologischen Tests die Entdeckbarkeit einer Zielläsion (z.B. Tumoren). Zum Screeningzeitpunkt C_3 ist der Verlauf b wahrscheinlicher entdeckbar als b', b'' oder b'''. Zu einem späteren Zeitpunkt C_2 sind nur noch langsamere Verläufe (b'', b''') durch Screening entdeckbar.

Genauer gesagt kann dies gelten, wenn das Screening-Intervall kürzer ist als die durchschnittliche "sojourn time" der Tumorverläufe oder bei einmaligen oder sehr weit auseinanderliegenden Screeningterminen [14a].

Neben den bisher besprochenen Kriterien für Screeningtests (Übersicht 3) ist selbstverständlich die Reliabilität von großer Bedeutung. Sie geht in die üblichen durchschnittlichen Sensitivitäts- und Spezifitätsangaben in unklarer Weise ein. Unter dem Gesichtspunkt der Qualitätssicherung ist ihre genaue Analyse jedoch wünschenswert. Hier haben wir die analytische Varianz abzugrenzen von der intra- und interindividuellen merkmalsgebundenen Varianz. Für Screeningzwecke hat das College of American Pathologists (Aspen-Konferenz 1976) [6] eine Empfehlung gegeben (Abbildung 2) bezogen auf die jeweiligen Varianzkoeffizienten (CV).

$$CV_a \leq \frac{1}{2}\sqrt{(CV_{intra})^2 + (CV_{inter})^2}$$

$\frac{CV_{INTRA}}{CV_{INTER}} < 1,0$ | SENSITIVITÄT $< 1,0$

DTO. $> 1,0$ | SPEZIFITÄT $< 1,0$

Quelle:
Aspen Conference 1976

Läßt man die analytische Varianz außer Betracht und ist das Verhältnis von intra- zu inter-individuellem Varianzkoeffizienten klein, so sinkt die Sensitivität, ist das Verhältnis größer als 1, leidet die Spezifität [6]. Hier ist offensichtlich für unsere üblichen Screeningtests noch ein weites Feld an empirischem Nachholbedarf mit dem Ziel ihrer qualitativen Verbesserung.

K o m b i n i e r t man mehrere Screeningtests, so ergibt sich eine resultierende Gesamtvalidität des Testsystems (Übersicht 3), die ebenso bestimmt werden sollte wie die von Einzeltests. Soweit es sich um qualitative, dichotome und voneinander unabhängige Tests handelt, ist dies vergleichsweise einfach. Wenn sie logisch in Reihe geschaltet sind, ergibt sich in der Regel eine Sepzifitätssteigerung mit Sensitivitätsverlust, weil die falsch-negativen Fälle nicht weiter untersucht werden. Bei parallel geschalteten Tests haben wir vor allem einen Spezifitätsverlust bei Sensitivitätsgewinn, weil die Chance richtig und falsch positiver Befunde steigt. Dies ist ein wesentlicher Grund für die geringe Spezifität sogenannter "multiphasic" Screeningprogramme mit ihren parallel angeordneten Testbatterien. Die Kenntnis dieser Zusammenhänge kann bei qualitativen oder dichotom bewerteten quantitativen Tests sehr wohl zur Validitätsverbesserung eines Screeningprogramms benutzt werden.

Unzureichend sind unsere Kenntnisse über die Bewertung mehrerer, nicht unabhängiger, quantitativer Tests. Sofern wir über ein klares Außenkriterium für die Richtigkeit unserer Diagnose verfügen (unabhängiger valider Referenztest), wird in der Literatur die lineare Diskriminanzanalyse als ein angemessenes, aber in der Praxis noch wenig angewandtes Verfahren beschrieben. Dies gilt auch für die Cluster-Analyse, die die Schwierigkeit eines Referenztests umgeht, aber oft zu nicht sehr trennscharfen Ergebnissen führt, wenn rein mathematische, nicht gewichtete Abstandsmaße genommen werden [16].

Mit diesen letzten Überlegungen sind bereits die Probleme eines gültigen und unabhängigen Außenkriteriums, d.h. eines leistungsfähigen Referenztests, zur Validierung von Screeningmaßnahmen angesprochen. Grundsätzlich gilt für diese Referenztests das bereits zu den Screeningtests Gesagte. Dies kann letztlich zu einem Zirkelschluß führen, wenn nicht auf einer obersten Referenzebene eine klare Konvention hinsichtlich der Übereinstimmung von Referenztestergebnis und Diagnose besteht. Die Unsicherheit vieler derzeit verfügbarer Referenztests spricht dafür, sich bei der Validierung an outcome-orientierten Referenzkriterien (prognostischen Variablen) zu orientieren. Eine Beschreibung der hier möglichen Verfahren ist in diesem Zusammenhang nicht möglich.

Generell läßt sich sagen, daß dem Problem der gültigen Referenzkriterien bei den derzeit vorhandenen Screeningvorschlägen, insbesondere für chronische Krankheiten, bislang nicht ausreichend Aufmerksamkeit geschenkt worden ist. So fehlen z.B. für eine so entscheidende Referenzmethode wie die Histologie im Rahmen von Krebsscreeningprogrammen bislang Ansätze einer systematisierten Qualitätsevaluation, die die Fehlererwartungen im Rahmen von Massenscreeningmaßnahmen quantifizierbar, zumindestens transparenter machen.

Als letztes Kriterium für die Validität ist die Periodik des Screenings zu erwähnen. Bei lang andauernden Latenzstadien im Vorfeld chronischer Erkrankungen kann selbst ein jährliches Screening noch als kurzes Untersuchungsintervall gelten. Hier kann die Zusammenfassung und Bewertung m e h r e r e r Screeningereignisse i.S. einer resultierenden Gesamtvalidität geboten sein (i.S. von "Paralleltests", s.a.a.O.).

Alle genannten Anstrengungen haben nur Sinn, wenn sie sowohl von Probanden wie Untersuchern akzeptiert werden. Die Akzeptanz bei den Untersuchern setzt die Offenlegung der Standards für Messung und Ergebnisbewertung und das Training der Untersucher voraus. Erst in der Zusammenschau aus Validität, Akzeptanz und Prävalenz ergibt sich der diagnostische Ertrag eines Screenings als einer entscheidenden Voraussetzung für seinen Erfolg. Es ist selbstverständlich, daß diese Kriterien auch für die übliche Abklärungsdiagnostik gelten müssen.

In geraffter Übersicht habe ich einige Probleme und Kriterien der Qualitätssicherung in der Vorsorgemedizin herausgegriffen. Vieles, u.a. Probleme der Datenbasis und der Compliance aller Beteiligter, konnte nicht besprochen werden. Die Konzentration auf diagnostische Probleme geschah nicht ohne Grund, wie ich eingangs herauszustellen versuchte. Die Fülle der Fragen mag erschrecken. Ihre Auflistung soll aber nicht entmutigen, sondern Ansatzpunkte und Herausforderungen für Qualitätsverbesserungen unserer Screeningprogramme aufzeigen.

Literatur:
1. Albert, D.A.: Decision Theory in Medicine. A Review and Critique. Milb. Mem. F., Health and Society 3 (1978) 362-401

Kapitel II

ELEMENTE DER QUALITÄTSSICHERUNG

M-RECOGNITION AND PRIORITY SETTING IN QUALITY ASSURANCE

E. Reerink

Organization for Quality Assurance in Hospitals (C.B.O.)
Utrecht, The Netherlands

go, quality assurance of medical care was started in the general hospi-
Netherlands. Under the aegis of the National Specialists Organization,
iew program was initiated that received the support of the National
ncil, the Organization of Medical Directors, the financiers of health
e Ministry of Health. In addition, the creation of a National Organizat-
ity Assurance in Hospitals (CBO) was suggested in 1976 to guide and
hospital-based activities on quality assurance [1]. This organization
tive in 1979, and is financed through a small increase in the per diem
s.

 program for quality assurance was set up with the following character-
nd:
uality assurance in medical care

iented
ading to change and improvement
n effectiveness and efficiency

y assurance committees (QAC) were formed, and a general task description
ilable. Moreover, specific regulations became effective to guide the
f these committees. One of these regulations stipulated that the QAC
t annually to the medical staff a program which encompasses the topics
d, the necessary study design for each topic and the criteria for good
sed in the assessment procedure.
240 general hospitals is considered to be independent in the selection
s for review since problem-oriented quality assurance, judged to have
yield in improving health while maintaining costs at an acceptable
est be executed locally.

assurance method which is used consists of the following steps:

formulation
nt of actually delivered care
t: weighing and judging

2. Bickel, H.; Guthrie, R.; Hammersen, G.: Neonatal Screening for Inborn Errors of Metabolism. Berlin/Heidelberg/New York 1980

3. Büttner, J.: Die Beurteilung des diagnostischen Wertes klinischchemischer Untersuchungen. J. Clin. Chem. Clin. Biochem. 15 (1977)1-12

4. Eddy, David M.: Screening for Cancer: Theory, Analysis, and Design. Englewood Cliffs, New Jersey 1980

5. Heinemann, L.; Heine, H.; Günther, K.H.; Brumby, J.: Probleme der Validierung diagnostischer Screeningverfahren - Darstellung an Beispielen aus dem Gebiet der Herz-Kreislauferkrankungen. Dtsch. Gesund. Wes. 30 (1975) 345-350

6. Keller, H.: Einflüsse auf klinisch-chemische Meßgrößen. In: Lang et al. (a.a.O.) 25-49

7. Lang, H.; Kick, W.; Büttner, H. (Hrsg.): Validität klinisch chemischer Befunde/Merck. Symposium 1979. Berlin/Heidelberg/New York 1980

8. Lang et al. (a.a.O.) 232

9. Lent, V.; Meyer, M.: Zur Treffsicherheit der rektalen Palpation bei der Früherkennung des Prostatakrebses. Dtsch. Med. Wschr. 103 (1978) 335-336

10. Robra, B.-P.: Epidemiologie. In: Lang et al. (a.a.O.) 181-189

11. Schwartz, F.W.; Holstein, H.; Brecht, J.G.: Ergebnisse der gesetzlichen Krebsfrüherkennung unter Effektivitätsgesichtspunkten. Öff. Gesundheitswesen 41 (1979) 347-354

12. Schwartz, F.W.: Zur Qualität und diagnostischen Effektivität des Kinderscreenings in der Bundesrepublik. Der Kinderarzt 10 (1980) 1400-1406

13. Schwartz, F.W.; Heuser, M.: Validitätskriterien des Tests auf okkultes Blut im Massenscreening (Manuskript), Köln 1981 (Zentralinstitut)

14. Schwartz, F.W.: Wie sinnvoll sind die gesetzlichen Krebsfrüherkennungsmaßnahmen? In: Krebsbekämpfung in der ambulanten Versorgung, Dtsch. Ärzteverlag, Köln 1981 (Wissenschaftliche Reihe d. Zentralinstituts, Bd. 21 in Druck)

14a.Schwartz, F.W.: Sensitivitätsbestimmung von Krebsscreeningprogrammen mit Hilfe von "Intervallfällen". In: (14)

15. Schwartz, F.W.: Zur Frage der Wirksamkeit und der Inanspruchnahme des Screenings auf Zervix-Krebs in der Bundesrepublik Deutschland. Geburtsh.und Frauenheilk. 41 (1981) 259-262

16. Vogt, W.: Klinische Chemie. In: Lang et al. (a.a.O.) 121-142

17. Wissenschaftlicher Beirat der Bundesärztekammer (Hrsg.): Stellungnahme zu den Krebsfrüherkennungsmaßnahmen in der BRD. Köln/Mainz Nov. 1980 (als Manuskript vervielfältigt) 41

18. Zelen, M.; Feinleib, M.: On the Theory of Screening for Chronic Diseases. Biometrika 59 (1969) 601-614

4. action for improvement
5. re-assessment

The local QAC establishes separate subcommittees, for the selection of topics for review and for the formulation of criteria for good care, respectively. In the priority-setting subcommittee physicians with a longstanding career as a clinician take part in the deliberations, although in a few hospitals nurse practitioners and members of the management team have been included. Criteria teams consist of physicians and sometimes other health professionals who are knowledgeable about the topic under scrutiny and have the necessary competence and experience to be able to contribute to this important activity.

Criteria sets from individual hospitals can be sent to the National Organization for Quality Assurance in Utrecht where a Scientific Advisory Council consisting of representatives of the various specialty groups in the Netherlands may provide a second opinion on these criteria.

Actions for improvement resulting from quality assessment studies are also determined locally. What is necessary in one hospital in terms of improvement, is not always indicated in other hospitals. The National Organization C.B.O. intends to set up a storage and retrieval system for the local quality assurance studies by which this national effort can be formally evaluated.

During its numerous contacts with the hospitals, C.B.O. was able to ascertain the most prevalent needs among hospital staffs about how to conduct quality assurance. One of the questions most frequently heard in the hospital was how to select the topics for quality assessment and improvement. Quality assurance committees recognized the needs for a method that would enable them to avoid personal confrontations and personal value judgments, while arriving at good choices with high potential pay-off. The overriding question was "How to select relevant problems that can be solved through quality assurance activities?"

In the following report a method will be described that may prove to be effective in the hands of medical staffs of the hospitals to elicit problems in quality of medical care.

Methods for Priority Setting

The selection of topics for quality assurance may be performed in a systematic or non-systematic fashion. Unfortunately, the non-systematic approach is the one most often used in isolated evaluation studies in medical care. It is characterized by the absence of formal procedures, by non-controlled application of values and by an implicit weighing of decisions in accepting or rejecting a topic for quality assurance, and often focuses on one exclusive dimension of care.

By using this approach the risks are high that the main purpose of audit will not be achieved: and there may well be no significant improvement in health. Moreover, since the non-systematic approach is usually a one-man action, the scope of this one health care practitioner is narrow to the extent that these topics are extremely limited in impact. The best system from which to derive problems in care delivery for assessment and improvement is a computerized hospital data bank, in which actual care is constantly checked with in-built criteria, and deficiencies are immediately flagged. Through this warning system potential problems can be indicated and action for improvement can be started without delay. A system like this, unfortunately, does not exist in any hospital as yet, and it may well be a situation of perfection which can never be attained. At this end of the spectrum one could obtain a highly formalized procedure for selection, a complete control over values, and an excellent system for deciding to accept or reject a topic for review.

Since the computerized data bank is still out of reach, and the haphazard non-systematic approach is unacceptable for modern quality assurance programs, the best option is to combine the positive elements of the two.

Williamson [2] has designed a formal procedure that takes into account the above-mentioned characteristics while at the same time it can be handled by hospital staffs that have little experience with quality assurance and do not have access to sophisticated health data systems. An essential factor of this method is its multidimensionality. Parameters such as mortality, disease prevalence, expected impairment, length of stay and expenditures are used to identify areas for quality assessment and improvement.

In the development of his tracer method, Kessner [3] has focused on functional impact, easy-to-diagnose health problems, well-defined medical treatment and well-understood non-medical effects. Simpler systems such as the Quality Assurance Program (QAP) of the American Hospital Association have focused on prevalence of admission, high costs, high morbidity and mortality, and higher potential to prevent further disability [4].

Williamson [5] has developed the concept of achievable benefit not being achieved as the most important dimension for a quality assurance study, benefit being expressed in terms of either patient health (organic of non-organic), or reduced resource utilization.

A problem emerging from problem-oriented priority-setting using a multidimensional method is the lack of relevant data, thus limiting its application to, for instance, medical care factors. Williamson again has argued that in case of non-existing research results in printed form, the combined effort of an expert team may result in acceptable descriptions of efficacy.

The expert team using formal small group estimation techniques may be able to bridge the data gaps and provide working hypotheses concerning areas of greatest achievable benefit not achieved for health or for resource utilization.

A complete description of the priority-setting procedure has been given elsewhere [2] including its validity [6] and reliability [7], the essential steps are described here. These are:

1. <u>Preparation</u>. The priority-setting team is provided with an outline of the task and a short description of the procedure. The individual members of the team are asked beforehand to think about the topics they would like to propose and prepare themselves to supply any data that can support its choice as a high priority topic.

2. <u>Information requirements</u>. While thinking of possible topics, the team members check the available literature and existing data systems, especially focusing on epidemiological information about prevalence of health problems, clinical information on natural history of disease and efficacy of medical care interventions, and data on prognosis and costs.
However, most of the information required, if it even exists, will not be readily available in any usable form. It is in this area that the expertise of the team will be needed to make valid syntheses of available information and estimates of unavailable data.

3. <u>Conducting the session</u>. Apart from organizational prerequisites, the focus here is on the experienced task-oriented group leader who is able to refrain from joining the discussion. The group activity is structured through the use of printed forms, and separate steps for individual listing of topics, group discussions and weighing procedures. The final product is a list of problems on which the team has reached consensus as to its place on the priority list.

4. <u>Finalization</u>. The last steps in the procedure are to collate all available data, produce a report with a description of the group activities and the final listing of the topics. This report is sent to the team members for approval, and then handed over to the quality assurance committee for implementation.

<u>Preliminary results</u>

In the Netherlands, a small number of hospitals has used the priority-setting procedure according to Williamson since 1974. The majority of the hospitals that have joined the program has only recently begun to use the method. Up to now more than 250 topics from 16 hospitals have been collected and this collection is now in the process of being analyzed.

The ultimate proof of the success of the method lies, of course, in the outcome of
quality assurance studies that have resulted from its use: has achievable benefit
not being achieved been documented and has the predicted improvement materialized?
The number of "false-positive" results (a topic on the priority list has been shown
not to be an actual problem) may also give an indication whether the method has been
appropriately used. Up to now only 2 "false-positives" have been recorded: one was
dealing with the question whether the socalled bed-X-ray of the thorax was appropriately requested, and could be effectively interpreted, the other one was concerned with
the problem of insufficient follow-up of pre-operatively recorded abnormal laboratory
results. Both topics proved to be non-problems: in both cases the results of the
investigation indicated that care was given according to predetermined criteria.
The adequateness of the process of the priority-setting method can be judged from
the anecdotal reactions of the participating clinicians, which are highly in favor.
For them the appreciation for the use of this method grows with the number of success-
fully completed quality assurance studies. In those hospitals where intraprofessional
tensions existed and the wisdom of tackling problems in quality of care was quest-
ioned, the staffs now feel much more comfortable about quality assurance because
of the control over values and the openness of the system, two important facets
of the priority-setting method.

Summary

Quality assurance in the Dutch general hospitals is actively taking shape. In the
process of building up a national program in this field, much attention has been
given to the first step of a local quality assurance activity, i.e. the selection
of topics.
An adequate method for detecting care problems and prioritizing these for assessment
and improvement has been described. Although evaluation of the use of this method
is still anecdotal, there are sufficient positive reactions from care practitioners
in the hospitals to stimulate further use.

References

(1) Reerink, E.: National organization for quality assurance in hospitals.
    Medical Education 14, 52 - 55, 1980

(2) Williamson, J.W.: Formulating priorities for quality assurance activity:
    description of a method and its application.
    Journal of the American Medical Association 239, 631 - 637, 1978

(3) Kessner, D.M., Kalk, C.: A strategy for evaluating health services. Vol. 2,
    Washington, National Academy of Science, Institute of Medicine, 1973

(4) American Hospital Association: Quality Assurance Program for Medical Care in the Hospital. Chicago, A.H.A., 1972.

(5) Williamson, J.W.: Assessing and Improving Health Care Outcomes: the Health Accounting Approach to Quality Assurance. Cambridge, Mass. Ballinger, 1978.

(6) Williamson, J.W., H.R. Braswell, S.D. Horn: Validity of medical staff judgments in establishing quality assurance priorities. Medical Care, 17, 331 - 346, 1979.

(7) Williamson, J.W., H.R. Braswell, S.D. Horn, S. Lohmeyer: Priority Setting in quality assurance: Reliability of staff judgments in medical institutions. Medical Care, 16, 931 - 940, 1978.

MÖGLICHKEITEN UND GRENZEN DER QUALITÄTSBEEINFLUSSUNG IN DER MEDIZIN

K.K. Überla

Institut für Medizinische Informationsverarbeitung, Statistik und Biomathematik der Ludwig-Maximilians-Universität München

Es ist nicht viel zu halten vom Gerede über Qualitätssicherung in der Medizin, solange man nicht präzise definiert hat, was Qualität sein soll, und was man tun kann und will. Damit möchte ich die bloße Bewußtseinsbildung durch das Wort nicht unterschätzen. Der Qualitätsbegriff ist jedenfalls schillernd und vieldeutig. Qualitätskontrolle einerseits, Lebensqualität andererseits kennzeichnen das Spannungsfeld ein wenig, in dem man sich befindet, wenn man das Wort Qualität gebraucht.

Die Qualitäten waren in der Philosophie des Aristoteles die wesentlichen Eigenschaften der Dinge. Die Frage, ob Quantität in Qualität umschlagen kann, hat namhafte Philosophen beschäftigt. Wer von uns möchte nicht "Qualität" haben und wer hat sie schon? Qualität ist oft das, was man nicht hat und gern haben möchte. Qualitätsverbesserung ist ein Begriff, der breiten Konsens findet, ohne klar definiert zu sein. Er gibt eine Richtung an wie ein Wegweiser. Ob man den Weg gehen kann, inwiefern er realistisch existiert, ist eine andere Frage.

Ich werde zunächst versuchen, den Prozeß ärztlichen Handelns, seine prinzipiellen Elemente und mögliche Dimensionen der Qualität dieses Prozesses zu beschreiben. In einem zweiten Teil werde ich Möglichkeiten der Qualitätsbeeinflussung zusammenstellen, in einem dritten Teil Grenzen der Qualitätsbeeinflussung erwähnen. Mein Vortrag ist ein schüchterner Versuch in ein neues Gebiet hinein, das sich uns allen in seinen formalen Aspekten erst neuerlich auftut, das aber in seinem Inhalt schon immer Bestandteil der Medizin war.

1. Der Prozeß ärztlichen Handelns, seine prinzipiellen Elemente und Dimensionen der Qualität

In der angelsächsischen Literatur wird unterschieden zwischen Prozeßqualität, Strukturqualität und Outcome-Qualität. Auch wenn sich unter diesen Begriffen viele Ansätze ordnen lassen, möchte ich lieber von einem einfachen Modell ärztlichen Handelns ausgehen zur Begriffsbildung, um zu einer Beschreibung der Qualität zu kommen. Ein solches einfaches Modell vom ärztlichen Handeln ist in der Abbildung 1 dargestellt.

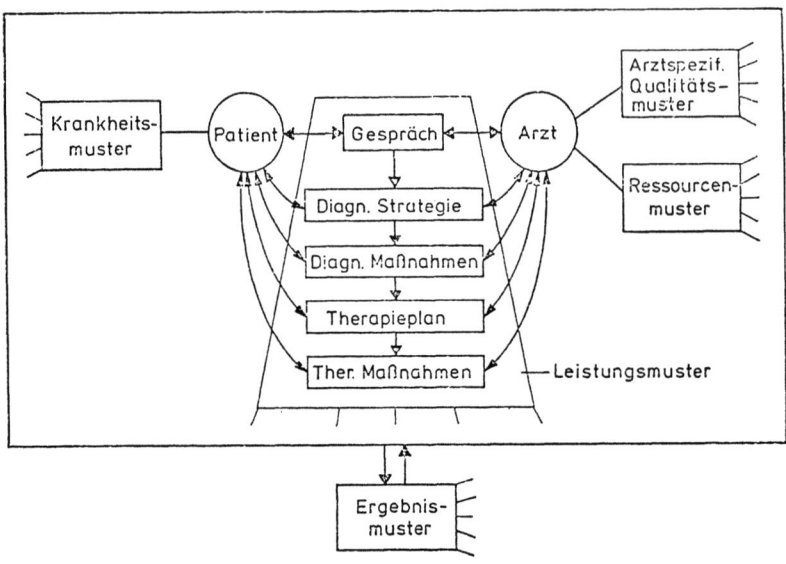

Abb. 1: Ein Modell für den Prozeß ärztlichen Handelns und seine Komponenten

Der Patient und der Arzt sind die beiden Kernelemente des Prozesses, die zueinander in vielfältige Wechselbeziehungen treten. Der Patient ist beschrieben durch das jeweilige Krankheitsmuster in seiner ganzen Vielfalt. Der Arzt kann beschrieben werden durch seine spezifische Qualität, die viele Facetten hat. Dem Arzt steht ein Ressourcenmuster zur Verfügung, das aus Instrumenten, Personal, Medikamenten usw. besteht. Im Wechselspiel zwischen Patient und Arzt wird ein Leistungsmuster erbracht. Dieses Leistungsmuster umfaßt das Gespräch, die diagnostische Strategie, die Durchführung der diagnostischen Maßnahmen, die Erstellung eines Therapieplans und die Durchführung der Therapie. Diese Leistungskomponenten folgen nicht in einer bestimmten zeitlichen Reihenfolge aufeinander, sondern werden wiederholt in unterschiedlichen Kombinationen durchlaufen. Alle diese Schritte werden vom Patienten beeinflußt.

Der Prozeß ärztlichen Handelns beginnt mit dem Behandlungsauftrag, oszilliert einige Zeit, findet ein stabiles Niveau, entwickelt

sich wieder von neuem und endet schließlich, entweder weil der
gewünschte Erfolg eingetreten ist, oder weil Patient oder Arzt
diesen Prozeß nicht weiterführen wollen oder können. An diesem Ende steht dann das Ergebnismuster, das outcome. An diesem
Ergebnismuster kann der ganze Prozeß gemessen werden. Die Striche
an der Seite der Kästchen in der Abbildung 1 deuten die Vielfalt
der einzelnen Komponenten an.

Definiert man so ärztliches Handeln als einen offenen Prozeß
mit den in der Abbildung angegebenen Elementen und Beziehungen,
dann hat man ein empirisches Modell, an dem man versuchen kann,
die Qualität des Prozesses zu bestimmen. Die Qualität in der
Medizin wird dann für jedes Krankheitsmuster empirisch definierbar - wenigstens im Prinzip. Man bestimmt für ein Krankheitsmuster die Qualität des Musters der arztspezifischen Qualität,
des Ressourcenmusters, des Leistungsmusters, des Ergebnismusters
und des Musters des gesamten Prozesses. Für jedes dieser Muster
gibt es unterschiedliche Qualitätskriterien, die, um die Sache
komplizierter zu machen, unterschiedlich gewichtet werden können.
Die Qualität dessen, was in der Abbildung als Leistungsmuster bezeichnet ist, entspricht im Prinzip der Prozeßqualität, die Qualität des Ressourcenmusters entspricht der Strukturqualität und die
Qualität des Ergebnismusters entspricht der Outcomequalität.

Für die empirische Definition von Qualität in der Medizin gibt
es Dimensionen, die allgemein auf die Elemente und den Prozeß
als Ganzes, wie er in der Abbildung 1 dargestellt ist, angewendet
werden können. Solche allgemeine Dimensionen der empirisch bestimmbaren Qualität sind:

1.) Die Übereinstimmung mit einem Standard. Für jede häufige
und bekannte Krankheitssituation lassen sich Standards formulieren bezüglich Ergebnismuster, Ressourcenmuster, Leistungsmuster und dem Muster der arztspezifischen Qualität. Solche
Standards sind bisher meist nicht explizit formuliert, sie
sind jedoch im Kopf des Arztes implizit vorhanden. Wenn man
sie explizit formuliert - was möglich ist und eine wichtige
Aufgabe darstellt - kann auch das Abweichen vom Standard in
einfacher Weise angegeben werde, z.B. mit "besser als Standard",
"dem Standard ungefähr entsprechend" oder "unter dem Standard".

Solche Angaben für das Ergebnismuster, das Leistungsmuster, das Ressourcenmuster, Muster der arztspezifischen Qualität und den Prozeß als Ganzes sind grundsätzlich empirisch zu erhalten.

2.) Die <u>Wiederholbarkeit.</u> Die professionelle ärztliche Tätigkeit muß wiederholbar sein. Alles, was nicht wiederholbar ist, entzieht sich der empirischen Kontrolle. Diese Wiederholbarkeit eines Leistungsmusters und eines Ergebnismusters bei gleichem Krankheitsmuster, gleichem Ressourcenmuster und gleichem Arzt kann empirisch bestimmt werden.

3.) Der <u>zeitliche Ablauf</u> ist eine für den Patienten entscheidende Dimension der Qualität. Die Zeit, die er braucht, bis er seinen Arzt kontaktiert hat (Transport und Wartezeit, technische Zeitverluste), die Zeit, die der Arzt für ihn hat (Kontaktzeit), die Zeit, bis bestimmte diagnostische und therapeutische Maßnahmen durchgeführt worden sind (Latenzzeiten) und die Zeit bis zum Eintritt des gewünschten Ergebnismusters (Ergebniszeit) sind Dimensionen der Qualität, in der sich die einzelnen Regionen der Erde und einzelne Patientengruppen gravierend unterscheiden.

4.) Eine wichtige Dimension der Qualität ist die <u>arztspezifische Qualität.</u> Die Dimensionen der arztspezifischen Qualität würden sich empirirsch in derselben Weise untersuchen lassen, wie die Dimensionen der Intelligenz oder der Motivation. Dies ist meines Wissens bisher nicht geschehen. Merkmale, die in eine Definition der arztspezifischen Qualität eigehen müßte, wäre z.B.

- seine Kenntnisse, seine Erfahrung, seine manuelle Fertigkeit
- seine Beobachtungsfähigkeit, sein intuitives Denken
- seine interpersonelle Qualität, die Fähigkeit persönlich die Kontakte einzugehen
- die Vielfalt der Leistungen, die er erbringen kann und die er initiieren kann
- seine Verläßlichkeit und Reliabilität
- seine kritische Distanz der eigenen Leistung gegenüber
- seine Bildung und die Differenziertheit seiner Person.

Einzelne Standards aus diesen Bereichen, vor allem aus dem
kognitiven und dem Leistungsbereich, sind in der Ausbildung der Ärzte, in der Weiterbildung zum Facharzt und in
der ständigen Fortbildung enthalten.

5.) Das Ressourcenmuster kann durch eine Reihe von Kriterien
bewertet werden. Die Verfügbarkeit von Geräten und Arzneimitteln, die Sicherheit und Genauigkeit dieser Ressourcen,
die Übereinstimmung mit Standardausrüstungen sind solche Dimensionen der Qualität. Die Ausbildung und die Verfügbarkeit der
Helfer des Arztes gehört in diesen Bereich, deren Motivation
ebenso. Das Ressourcenmuster läßt sich grundsätzlich standardisieren und Abweichungen können formuliert werden.

6.) Der Grad der Hilfe für den Patienten, der Grad seiner Belästigung oder Schädigung ist eine weitere Dimension der
Qualität im medizinischen Bereich. Das Ergebnismuster ist dabei das entscheidende Kriterium. Die einfache Überlebenszeit
genügt nicht, die Qualität des Lebens kann typisiert und
differenziert beschrieben werden. Auch der Schaden oder
die Belästigung sind im Ergebnismuster zu berücksichtigen.
Es ist eine wichtige Forschungsaufgabe, bei definiertem
Krankheitsmuster und definiertem Leistungsmuster ein sinnvolles Ergebnismuster als Standard zu entwickeln.

7.) Die persönliche Zufriedenheit des Patienten mit der Behandlung - unabhängig von deren objektiven Wert - ist eine wichtige Dimension der Qualität in der Medizin. Diese Dimension
kann z.B. durch Interview oder Fragebogen objektiv erfaßt werden.

Diese 7 genannten Dimensionen der Qualität - Übereinstimmung mit
einem Standard, Wiederholbarkeit, zeitlicher Ablauf, arztspezifische Qualität, Ressourcenmuster, Grad der Hilfe, Zufriedenheit -
sind im Zusammenhang mit der Definition des Prozesses des ärztlichen Handelns entscheidend zur ganzheitlichen Erfassung und empirischen Bewertung der Qualität in der Medizin. Andere Dimensionen
können hinzukommen. Eine solche zusammenfassende Theorie von der
Qualität der ärztlichen Leistung, wie ich sie angedeute habe, ist

bisher nicht versucht worden bzw. ist empirisch zusammenfassend nicht angegangen worden. Dies ist eine Herausforderung an die Forschung.

Das Ergebnis dieser ersten Stufe unserer Überlegungen ist also: Es gibt Ansätze einer zusammenfassenden Theorie der Qualität des Prozesses ärztlichen Handelns. Empirische Untersuchungen sind möglich und in Teilbereichen durchgeführt. In 10 bis 20 Jahren könnte bei entsprechender Anstrengung die Medizin über eine Wissenschaft der Qualität ihrer Leistungen verfügen, die theoretisch einleuchtend und empirisch begründet ist.

2. Möglichkeiten der Qualitätsbeeinflussung

Historisch gesehen ist es keine Frage, daß die Qualität der Medizin, wie sie heute in der Bundesrepublik praktiziert wird, entscheidend besser ist als vor 100 Jahren und entscheidend besser ist als in fast allen Ländern der Welt. Der Qualitätsfortschritt wurde im wesentlichen erzielt durch die Entwicklung von diagnostischen und therapeutischen Verfahren, durch Verbesserung des Unterrichts, der Ausbildung zum Facharzt und der ständigen Weiterbildung der Ärzte, durch die Anhebung der Zahl der Ärzte und durch die Anhebung unserer allgemeinen Lebensbedingungen und die Bildung der Menschenmassen, die heute anders mit dem Arzt kooperieren können als in einem Entwicklungsland. Diese wesentlichen Quellen der Verbesserung der Qualität werden weiter wirken.

Sie sind jedoch - z.B. die Entwicklung neuer diagnostischer und therapeutischer Verfahren - schlecht planbar. Wenn man die Ausbildung der Ärzte weiter verbessern möchte, werden Grenzen auftreten, wenn man die Zahl der Ärzte anheben möchte, werden Grenzen auftreten, und wenn man die Lebensbedingungen der Menschen generell verbessern möchte, werden ebenfalls Grenzen auftreten. Die Frage ist, welche wichtigen und grundsätzlichen Möglichkeiten zur Verbesserung der Qualität des Prozesses der ärztlichen Leistung gibt es? Ich möchte 7 solche Möglichkeiten zur Beeinflussung der Qualität in der gegenwärtigen Situation nennen:

1.) Die explizite Formulierung von <u>Standards für häufige Krankheitssituationen</u> bezüglich der Leistungsmuster, der Ressourcenmuster und der Ergebnismuster würde viel nützen. Heute sind die meisten Standards unausgesprochen da, sie sind widersprüchlich. Ihre Formulierung wäre keine Behinderung, sondern würde eine Verbesserung der Qualität bewirken. Man muß die Formulierung von Standards allerdings mit Augenmaß vornehmen und nicht zu weit treiben in Bereiche, wo sie nichts zu suchen haben.

2.) Die Verbesserung der <u>zeitlichen Abläufe</u> könnte die Qualität verbessern. Die Zeit, bis ein Arzt erreicht wird, könnte verkürzt werden. Die Zeit, die der Arzt für den Patienten hat, könnte verlängert werden. Die Zeit, bis bestimmte Maßnahmen durchgeführt sind, könnte verkürzt werden. Die gesamte Zeit, bis das gewünschte Ergebnismuster eintritt, wäre zu reduzieren. Maßnahmen, die sich lediglich auf die Zeiten konzentrieren, würden die Qualität verbessern, wenn sonst alles unverändert bleiben könnte.

3.) Die <u>arztspezifische Qualität</u> ist zu verbessern. Dies ist einmal eine Aufgabe der universitären Ausbildung. Die derzeitige universitäre Ausbildung kann verbessert werden, aber man kann auch hier nicht den Kuchen essen und ihn behalten. Die Ausbildungszeit müßte noch länger werden und die Kosten noch höher. Die Ausbildung zum Facharzt ist weiter zu differenzieren, vor allem aber wäre die ständige ärztliche Fort- und Weiterbildung zu entwickeln. Auch die Motivation der Ärzte muß erhalten und verbessert werden und diese Motivation ist teilweise vom System der ärztlichen Versorgung abhängig.

4.) Die Verbesserung der <u>Ressourcenmuster</u>. Hier haben wir in unserem Land relativ wenig zu klagen im Vergleich zu anderen Ländern. Sicher ist die Infrastruktur und die Ausrüstung zu verbessern, auch der Bereich der Heil-Hilfs-Berufe.

Vom Ressourcenmuster sind jedoch nur dann wesentliche Verbesserungen in der Qualität zu erwarten, wenn es gilt, ganz neue und entscheidende diagnostische und therapeutische Verfahren in der Breite einzuführen. Qualität liegt eben nicht nur im Bereich der Arbeitsplätze und Instrumente, sondern zu wesentlichen Teilen im Menschen.

5.) Die Einschaltung der Verbraucher scheint mir eine wichtige Möglichkeit zur Verbesserung der Qualität. Der Verbraucher hat in vielen Bereichen die Qualität erzwungen, die er zu zahlen und zu akzeptieren bereit ist. Auch die Medizin braucht sich meiner Meinung nach nicht zu scheuen, den Verbraucher als Instrument zur Verbesserung der Qualität zu akzeptieren. Der entscheidende Punkt ist allerdings die differenzierte Information des Verbrauchers und dessen eigene Grenze im richtigen Verständnis z.B. über Qualitätsstandards. Der Verbraucher wird sich die Qualität dort holen, wo er sie bekommen kann. Ich meine, daß man über die Einbeziehung der Verbraucher in die Qualitätssicherung in der Medizin nachdenken sollte. Sie gäbe auch der Ärzteschaft ganz neue Handlungsmöglichkeiten.

6.) Die stärkere Betonung der kollegialen Unterstützung und Kontrolle der Ärzte untereinander im berufsständischen Bereich könnte die Qualität verbessern helfen. Beraterkommissionen für einzelne Fachgebiete, wie sie die Deutsche Gesellschaft für Chirurgie versuchsweise erprobt, second-look-Programme, oder die einfache konsiliarische Zusammenarbeit sind Beispiele für die verstärkte Betonung der kollegialen Kontrolle, die entwicklungsfähig sind.

7.) Die Wissenschaft von der Qualität ärztlicher Leistungen muß in Gang kommen in der Bundesrepublik auf einer empirischen und theoretischen Basis. Untersuchungen, die die Qualität zum Gegenstand haben, trugen bisher immer auch zu einer Verbesserung bei und immer, wenn man die Qualität untersucht hat, hat man Gründe zu ihrer Verbesserung gefunden.

Eine Bewußtseinsänderung aller Beteiligten kann zu einer Verbesserung der Qualität beitragen, Wenn alle darüber reden, heißt das zwar noch nicht, daß die Qualität besser wird, aber die Chancen für eine Verbesserung sind sicher größer, als wenn man nicht darüber redet. Eine Konzentration der jungen Ärzte auf die Qualität, eine Konzentration der Helfer des Arztes auf die Qualität, eine Konzentration der Träger der Krankenhäuser und der Krankenversicherung auf die Qualität würde sicher über eine Bewußtseinsänderung auch die Qualität verbessern.

Es gäbe zahlreiche andere Ansätze zur Verbesserung der Qualität. Diese sieben: Formulierung von Standards, Verbesserung der Zeitraster, Verbesserung der arztspezifischen Qualität durch Aus- und Weiterbildung, Verbesserung der Ressourcenmuster, Einbindung der Verbraucher, Betonung kollegialer Unterstützung und Kontrolle der Ärzte und Stimulierung der Wissenschaft - scheinen mir wesentliche Möglichkeiten der Beeinflussung der Qualität zu sein und zu einer Bewußtseinsänderung zu führen. Inwieweit man sie einschlägt, inwieweit sie zu meßbaren Resultaten führen, steht freilich auf einem anderen Blatt.

3. Grenzen der Beeinflussung von Qualität

Qualität ist ein scheues Wild, das viele Dinge flieht und das schwer im Zoo der Methodik zu züchten ist. Höchste Qualität - wie wir sie hier nicht betrachten - ist eine Angelegenheit der Atmosphäre und des Glücks. Die mittlere und gehobene Qualität, um die wir uns hier bemühen, kann zwar methodisch entscheidend verbessert werden, aber auch hier findet man Grenzen von denen ich 9 grundsätzliche nennen möchte:

1.) Die Grenzen im Erkennen der Qualität sind nicht oder nicht rasch aus der Welt zu schaffen. Wir haben heute keine opera-

tionale Definition von Qualität in der Medizin und keine
explizeten Standards. Die Komplexität der Angelegenheit
ist immens, die Variabilität riesig. Hinzu kommt die prin-
zipielle Unbeobachtbarkeit mancher Aspekte der Qualität
- z.B. im ärztlichen Gespräch - das zerstört werden kann,
wenn man es beobachtet.

2.) Wichtige Grenzen liegen in den <u>Schwierigkeiten, Ausbildung zu verbessern.</u> Die Aus- und Weiterbildung des Arztes ist ein jahrzehntelanger Prozeß, sie zu verbessern, braucht eben- falls Jahrzehnte.

3.) Eine gravierende Grenze ist das <u>Fehlen von empirischen Un- tersuchungen</u> und das <u>Fehlen einer Wissenschaft von der Qua- lität ärztlichen Handelns.</u> Dieser relativ große Mangel ist nicht schnell zu beseitigen und begrenzt gravierend die Ver- besserung der Qualität in der Medizin.

4.) Die <u>Beschleunigung der zeitlichen Abläufe</u> stößt an grund- sätzliche Grenzen. Diese sind an vielen Stellen zwar noch nicht erreicht, aber erkennbar, z.B. ist die Transportzeit von Verletzten ins Krankenhaus nicht auf Null zu bringen.

5.) <u>Geld</u> ist eine Grenze der Qualität. Diese Grenze ist heute wohl die entscheidende. Welche Qualität können und wollen wir noch bezahlen in der Medizin? Qualität kostet Geld und der Grenznutzen wird bei einem hochentwickelten System immer kleiner.

6.) Die <u>Verrechtlichung der Medizin</u> kann die Qualität nicht nur verbessern, sondern auch verschlechtern. Recht kann zu einer Grenze der Qualitätsverbesserung werden. Eine fortschreiten- de Verrechtlichung führt von einem gewissen Punkt an zur Qualitätsverschlechterung, da bei konstanten Ressourcen mehr für die rechtliche Absicherung getan wird und weniger für die medizinische Aufgabe.

7.) Eine weitere Grenze liegt in der <u>Machbarkeit in der Praxis.</u> Der Umfang der nötigen Dokumentation und der Aufwand für die

Beurteilung und Interpretation mögen als Beispiele für diese Grenzen genügen.

8.) Die Grenzen durch die Angst der Ärzte vor externer, insbesondere staatlicher Kontrolle sind vorhanden. Eine staatliche Qualitätskontrolle in der Medizin müßte eine Qualitätsminderung zur Folge haben. Keiner will sie, aber einmal in Gang gesetzte Prozesse könnten irreversibel sein. Das dumpfe Gefühl, hier könnte eine solche irreversible Entwicklung zu Ungunsten des Verbrauchers und des Arztes einsetzen, setzt eine praktische Grenze in der Erprobung neuer Ansätze.

9.) Bei der Einschaltung der Verbraucher liegen gravierende Grenzen im Verbraucher selbst. Den idealen Patienten, der hinreichend gebildet ist, der lesen und schreiben kann und der auch Zeit hat, sich korrekt zu informieren, gibt es kaum. Zahlreiche Untersuchungen zeigen, daß der Patient, das, was er nach sorgfältiger Erklärung unterschreibt, nicht weiß und nicht verstanden hat. Hinzu kommen die Ängste und Befürchtungen des Patienten. Die Einschaltung der Verbraucher wird sich selbst limitieren. Es können nicht alle Menschen Medizin studieren, und dies, zuzüglich Facharztkenntnissen, ist mindestens nötig, um Qualität in einem bestimmten Bereich der Medizin beurteilen zu können.

Trotz aller dieser Grenzen ist die Qualitätsverbesserung in der Medizin eine große Hoffnung, die auch große Chancen hat. Wir können uns dem Ideal freilich nur schrittweise nähern. Wenn man eine gewisse "Qualität" erreicht hat, verschlechtert man sich leicht oder kann sie nur schwer verbessern, wie beim Bergsteigen, wenn man sich auf einem Vorgipfel befindet und erst Höhe verliert, um einen noch höheren Gipfel zu erreichen. Der Qualitätssicherer, der wie ein Oberlehrer den Standards nachläuft oder meint, durch Paragraphen Qualität verbessern zu können, wird das Ziel verfehlen.

Qualitätsverbesserung ist ein integraler Bestandteil des ärztlichen Berufs. Der ständige Versuch der Qualitätsverbesserung ist ein Kennzeichen unserer Kultur. Solange wir in der Qualitätsverbesserung aktiv und erfolgreich sind, entwickelt sich unsere Medizinkultur weiter.

EFFEKTIVITÄTSMESSUNG VON QUALITÄTSSICHERUNGSPROGRAMMEN

D. Schwefel, J. John, P. Potthoff

Institut für Medizinische Informatik und Systemforschung
der Gesellschaft für Strahlen- und Umweltforschung
München

1. Effektivitätsdimensionen von Qualitätssicherungsprogrammen

Effektivitätsmessung von Qualitätssicherungsprogrammen bezeichnet das Themenfeld, in dem die Auswirkungen dieser Programme ermittelt werden, und bewertet wird, inwieweit sie ihre Ziele erreicht haben. Eine "Effektivitätsmessung" enthält daher zumindest folgende drei Elemente:
- Die Beschreibung von Zieldimensionen für die Programme,
- die Operationalisierung von Zielkriterien, damit festgelegt werden kann, mit welchen Merkmalen die Zielerreichung ermittelt wird,
- die Messung der so definierten Effekte von Programmen.

Die konkreteren methodischen Schritte, die bei einer Effektivitätsmessung gegangen werden müssen, werden sehr unterschiedlich sein, je nachdem, ob man die "Mikroeffektivität" im Sinne des Zielerreichungsgrads der in den Programmen festgelegten Zielstandards oder deren "Makroeffektivität" im Sinne der Programmauswirkungen auf allgemeinere gesundheitspolitische Zielvorstellungen messen will, ob die Zieldimensionen leicht oder schwer operationalisierbar sind, auf welche Meßprobleme man im konkreten Anwendungsfeld stößt usw. Wir wollen für unseren Vortrag eine Einengung dieses weiten Themenfelds durch zwei Festlegungen treffen:

- Wir diskutieren die Effektivität von Qualitätssicherungsprogrammen in Bezug auf einige ausgewählte Zieldimensionen des Gesundheitssystems, beziehen uns also auf die Makroeffektivität der Programme.
- Wir konzentrieren uns auf einige Überlegungen über Voraussetzungen, die vorhanden sein müssen, damit die Effektivität von Qualitätssicherungsprogrammen in Bezug auf diese Ziele gemessen werden kann.

Als Ziel- und Wirkungsbereiche von Qualitätssicherungsprogrammen haben wir die folgenden drei Dimensionen ausgewählt:
(1) Gesundheit: Alle medizinischen Maßnahmen müssen im Hinblick auf ihre Auswirkungen auf den Gesundheitszustand des Patienten beurteilt werden.
(2) Kosten: Die Kostenentwicklung im Gesundheitswesen wird von allen relevanten Gruppen als gesundheitspolitisches Problem von höchster Dringlichkeit betrachtet, das zu zahlreichen Aktivitäten des Gesetzgebers und der Selbstverwaltungsorgane des Gesundheitswesens geführt hat.
(3) Nutzung: Ausbau und Weiterentwicklung des Gesundheitswesens sind in den beiden letzten Dekaden nachhaltig vom Leitgedanken einer bedarfsgerechten Inspruchnahme der Gesundheitsversorgung durch alle Bürger beeinflußt worden. Solche Überlegungen fanden ihren Niederschlag unter anderem in der Bedarfsplanung für die Kassenärztliche Versorgung und in den Krankenhausbedarfsplänen der Länder.

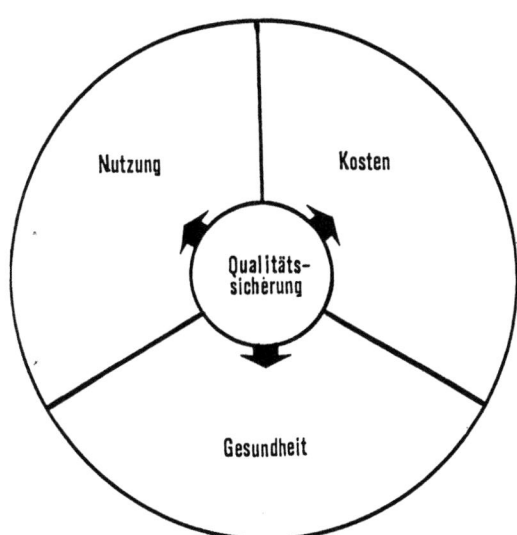

Abb. 1: Zieldimensionen der Qualitätssicherung

Abbildung 1 ordnet die Qualitätssicherung in das von uns abgegrenzte
Feld der drei gesundheitspolitischen Zieldimensionen ein:
- Hebung des Gesundheitszustandes
- bei angemessenen oder sogar reduzierten Kosten
- mit - gemessen am Bedarf - maximaler Nutzung.
Zwischen den drei Zielsektoren existieren eine Reihe von Spannungs-
verhältnissen, auf die wir an späterer Stelle eingehen werden.

Die "Effektivität" eines Qualitätssicherungsprogramms läßt sich dann
durch das Variablengefüge veranschaulichen, das in Abbildung 2 skiz-
ziert ist. Ein denkbarer "Effektivitätsindex" wäre ein Maß, in dem
die Gesundheits-, Kosten- und Nutzungseffekte des Qualitätssicherungsprogramms erfaßt und möglicherweise sogar verrechnet sind. Bevor jedoch diese Verrechnung sowie eine genauere formale Spezifikation des
Modells möglich sind, sollten Überlegungen darüber angestellt werden,
wie sich Operationalisierungen und Meßverfahren für die Variablen des
Modells gewinnen lassen. In der Literatur über Evaluation von Gesund-
heitsprogrammen herrscht eine bedauerliche Beziehungslosigkeit zwischen formaler Modellentwicklung, Meßversuchen für konkrete Variablen
und unkontrollierter Effektschätzung von Programmen. Um dieser Gefahr
vorzubeugen, wollen wir in unserem Vortrag auch die Frage ansprechen,
wie in der Praxis von Qualitätssicherungsprogrammen Informationen gewonnen werden können, die für das Effektivitätsmodell relevant sind.
Dabei werden wir uns im Rahmen dieses Referats aus Zeitgründen auf
die Variablen "Gesundheit" und "Kosten" beschränken.

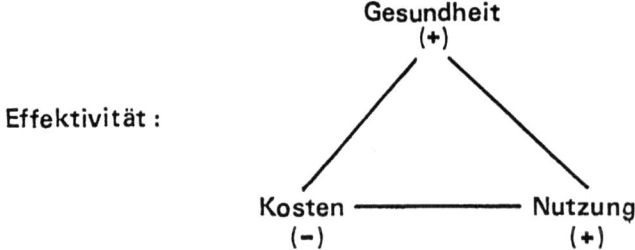

Abb. 2: Effektivitätsstruktur von Qualitätssicherungsprogrammen

2. Gesundheitseffektivität

Qualitätssicherungsprogramme in der Medizin sollen den Gesundheitszustand von Patienten verbessern oder zumindest bei sinkenden Kosten die gleiche Qualität des medizinischen Diagnose- oder Behandlungsergebnisses sichern. Obgleich diese Forderung trivial erscheint und ihre Mißachtung einen Verstoß gegen den ethischen, sozialen und gesetzlichen Auftrag des Arztes bedeuten würde, ist es doch methodisch außerordentlich schwierig, die Gesundheitseffekte von Qualitätssicherungsprogrammen zu messen. Dieses würde nämlich voraussetzen, daß man sich darüber einigen kann, was man unter "Gesundheit" versteht und wie man "Gesundheit" so operationalisieren kann, daß Messungen von mindestens ordinalem Niveau und hinreichender Sensitivität möglich sind.

Die Qualitätskriterien, die herkömmlicherweise in Qualitätssicherungsprogrammen verwendet werden, erlauben keineswegs immer eine direkte Abschätzung der Auswirkung der Programme auf die Gesundheit der Patienten. Wenn man der Einteilung von DONABEDIAN (1966) in Struktur-, Prozeß- und Ergebnismaße für die Qualität der medizinischen Versorgung folgt, so sind in Qualitätssicherungsprogrammen bisher überwiegend Struktur- und Prozeßmaße verwendet worden. Aus Angaben in einer Literaturübersicht über 53 Qualitätssicherungsprogramme (BROOK 1973) läßt sich errechnen, daß in nicht ganz der Hälfte dieser Programme ausschließlich Prozeßkriterien zur Qualitätsbeurteilung des ärztlichen Handelns verwendet wurden. In der überwiegenden Zahl der Fälle wurde dabei die Methode des "Record Review" eingesetzt, d.h. die nachträgliche Prüfung und Beurteilung von Patientenblättern und Krankengeschichten durch ärztliche Experten.

Die überwiegende Verwendung von Prozeßkriterien in Qualitätssicherungsprogrammen hat ihre Berechtigung, denn die Kontrolle von Prozeßmerkmalen erlaubt unmittelbar die Identifizierung und Beeinflussung korrekturbedürftigen ärztlichen Handelns. Die Effektivitätsbeurteilung von Qualitätssicherungsprogrammen in Bezug auf den Gesundheitszustand von Patienten kann sich jedoch nur bedingt auf die Informationen über Qualitätssteigerungen von Prozeßkriterien stützen, da sich aus einer Qualitätssteigerung des medizinischen Behandlungsprozesses nicht unmittelbar abschätzen läßt, wie groß die Auswirkungen dieser Veränderung auf den Gesundheitszustand der Patienten sind (siehe hierzu auch v. EIMEREN im nachfolgendem Beitrag "Minimale Anforderungen an eine Evaluation der Qualitätssicherung in der Medizin" unter dem Aspekt "Technologiebewertung").

In einigen Qualitätssicherungsprogrammen wurde sowohl die Prozeß- wie die Ergebnisqualität gemessen. So ließ BROOK (1973) beispielsweise die Qualität der Diagnose und Behandlung bei Bluthochdruckpatienten durch Experten einschätzen, die Auszüge aus den Behandlungsprotokollen erhielten. Die Patienten selbst wurden mit Fragebögen fünf Monate nach dem Kontakt mit der Klinik befragt, ob sie sich noch an die ärztlichen Anweisungen bei der Entlassung erinnerten, ob sie in den vergangenen Monaten hypertoniespezifische Beschwerden gehabt hatten, ob sie zwischenzeitlich wegen des Bluthochdrucks im Beruf beeinträchtigt waren usw. Aufgrund der Patientenangaben wurde - wiederum durch ärztliche Experten, die Fragebogenauszüge erhielten - ein Gesamturteil über die Qualität des Gesundheitszustands des Patienten abgegeben. Ein statistischer Vergleich der Qualitätswerte für Diagnose und Therapie einerseits und des Gesundheitszustands andererseits führte zu Korrelationskoeffizienten zwischen 0.2 und 0.3, d.h. zwischen Prozeßmerkmalen und Patientengesundheit bestanden nur schwach ausgeprägte Zusammenhänge. Ähnliche Ergebnisse ließen sich beispielsweise in Studien aufweisen, die Behandlungsqualität und Mortalität von Patienten mit akutem Myocardinfarkt verglichen (FESSEL und v. BRUNT 1972). Die zuletzt zitierten Studien zeigen Wege auf, wie die Gesundheitseffektivität von Qualitätssicherungsprogrammen nachgewiesen werden kann: In Modellstudien können an Stichproben aus einzelnen Qualitätssicherungsprogrammen Korrelationen zwischen Struktur- und Prozeßmerkmalen einerseits und Indikatoren des Gesundheitszustands andererseits ermittelt werden. Die als Folge des Qualitätssicherungsprogramms erwarteten Gesundheitszustandseffekte lassen sich auf dieser Basis abschätzen.

Dann stellt sich jedoch die Frage nach zuverlässigen und validen Meßinstrumenten für "Gesundheit", die in derartigen Modellstudien eingesetzt werden können. Solche Instrumente sind besonders schwer für Krankheitsbereiche wie funktionelle oder chronisch degenerative Erkrankungen zu konstruieren, bei denen "klassische" Ergebnismaße wie Mortalitätsdaten nicht relevant oder zu unspezifisch sind. In den letzten Jahren sind besonders im amerikanischen Raum sog. "Gesundheitsindikatoren" entwickelt und erprobt worden, in denen der Gesundheitszustand beispielsweise über Einschränkungen der körperlichen Leistungsfähigkeit, krankheitsbedingte Ausfallzeiten in Beruf, Haushalt oder Schule, Inanspruchnahme medizinischer Dienste oder andere krankheitsspezifische Verhaltensweisen erfaßt wird (Für eine Übersicht vgl. BERG 1973, v. EIMEREN 1978).

Die neuere Entwicklung der Gesundheitsindikatoren läuft in Richtung auf stärkere Einbeziehung der Patienten- und Konsumentenperspektive in die Indikatorenkonzeption. Aus der Sicht der Patienten ist Gesundheit besonders stark an subjektiven Phänomenen, z.B. an Wohlbefinden oder alltäglicher Handlungsfähigkeit, orientiert. Die Forderung, auch diese Aspekte von Gesundheit in die Effektivitätsbeurteilung von Qualitätssicherungsprogrammen einzubeziehen, ist realistisch geworden, da nach amerikanischen Vorarbeiten auf diesem Gebiet nun auch für den deutschen Sprachraum Meßinstrumente vorliegen, die als patientenorientierte Ergebnismaße verwendet werden können. Hier ist der sog. "Reisensburg-Index" zu nennen und dessen Weiterentwicklung zu einem Index für subjektive Gesundheit im MEDIS-Institut. In diesen Indizes ist Gesundheit als selbst eingeschätzte physische Handlungsfähigkeit, Freiheit von Allgemeinbeschwerden, psychische Balance und soziale Integration definiert. Die vier Bereiche werden durch meßmethodisch bewährte Selbstbeurteilungsskalen operationalisiert.

Die gegenwärtig verfügbaren Gesundheitsindikatoren werden in der Regel als ergebnisbezogene Qualitätskriterien für Qualitätssicherungsprogramme zu unspezifisch sein, als daß sie die Prozeß- und Strukturmerkmale ersetzen könnten. Sie können jedoch in den skizzierten Modellstudien als Operationalisierungen von "Gesundheit" verwendet werden, an denen die Gesundheitseffektivität der Programme abgeschätzt werden kann.

3. Kosteneffektivität

Qualität hat ihren Preis. Diese Binsenwahrheit gilt mit Sicherheit auch für die medizinische Versorgung. Unklar ist freilich bislang, wie hoch der Preis für Qualitätssicherungsprogramme ist. Diese Unklarheit ist keineswegs geringer als die häufig bestehende Ungewißheit über die Auswirkungen von Qualitätssicherungsmaßnahmen auf den Gesundheitszustand ihrer Zielpopulation; es ist vielmehr in der Tat so, daß die Genauigkeit, mit der eine Abschätzung der Kosten von Qualitätssicherungsprogrammen möglich ist, in gewissem Ausmaß davon abhängt, was wir über die gesundheitlichen Folgen dieser Programme zu sagen vermögen.

In der Kosteneffektivität von Qualitätssicherungsprogrammen schlagen zunächst einmal die reinen Betriebskosten der Programme zu Buche, also die Kosten für Institutionalisierung und Durchführung der Programme. Dieser Aufwand ist keineswegs unerheblich: So schätzt z.B. das INSTITUTE OF MEDICINE (1976) die laufenden Kosten der PSRO-Aktivitäten bei flächendeckender Ausdehnung dieser Programme auf etwa 1,25 Mrd. US-Dollars.

Eine weitere Kostenvariable und quantitativ vermutlich noch weitaus bedeutsamer als die Betriebskosten von Qualitätssicherungsprogrammen dürfte freilich der Ressourcenaufwand sein, den die durch die Programme verursachte Erhöhung des Leistungsumfangs in der medizinischen Versorgung erfordert. Auch hierzu liegen einige amerikanische Studien vor, in denen untersucht wird, welchen zusätzlichen Leistungs- und Kostenaufwands es bedürfte, um die Lücke zwischen Versorgungsrealität und einer durch die zahlreichen existierenden Prozeßkriterien definierten "guten Behandlungsqualität" zu schließen. Repräsentativ für diese Studien ist eine Arbeit von BROOK (1974), in der eine Erhöhung des Umfangs stationärer Leistungen um 50 % und ambulanter Leistungen um 150 % ermittelt wird.

Es ist freilich zweifelhaft, ob mit der Abschätzung dieser beiden Kostenelemente tatsächlich die Kosten von Qualitätssicherungsprogrammen im Sinne der durch sie verursachten Ressourceninanspruchnahme korrekt erfaßt werden. Wenn wir annehmen, daß Qualitätssicherungsprogramme eine positive Gesundheitseffektivität haben, dann müßte in einer Kostenanalyse auch die Minderung des Ressourcenverzehrs berücksichtigt werden, die aufgrund der Hebung des Gesundheitszustands zu erwarten ist. Kostenersparnisse mögen z.B. auftreten durch
- Vermeidung von Spätfolgen,
- Vermeidung von Arbeitsausfällen,
- Vermeidung von iatrogenen Schäden,
- Vermeidung von kurativer Behandlung für den Fall, daß Qualitätssicherung auf verbesserte Prävention zielt.

Zentrales methodisches Grundprinzip einer Kostenuntersuchung von Qualitätssicherungsprogrammen sollte also sein, daß sie in Form einer komparativen Analyse durchgeführt wird, die die Frage zu beantworten sucht, welche durch die Gesundheitsversorgung ausgelöste Ressourcenbeanspruchung sich einerseits bei Durchführung und andererseits ohne die Durchführung derartiger Programme ergibt. Genau diese monetär bewertete Differenz macht die Kostenwirksamkeit eines Qaulitätssicherungsprogramms aus.

4. Tradeoffs zwischen Effektivitätsdimensionen

Zwischen den Zielen der Hebung des Gesundheitszustandes, der Begrenzung des Kostenanstiegs und der Steigerung der Nutzung (etwa im Sinne einer flächendeckenden Ausdehnung von Qualitätssicherungsprogrammen) bestehen tradeoffs. Diese tradeoffs erschweren die Bildung einer Rangordnung von Qualitätssicherungsprogrammen unter dem Kriterium ihrer "Gesamteffektivität". Natürlich kann die Effektivität eines Programms höher als die eines anderen eingeschätzt werden, wenn es bei einer geringeren Anhebung des Gesundheitszustands zu einer günstigeren Kostenentwicklung führt, oder im umgekehrten Fall, wenn es trotz hoher Kosten deutliche Verbesserungen im Gesundheitszustand herbeiführt. Solche Einschätzungen der "Gesamteffektivität", die auf eine Verrechnung der Zielerreichungsgrade beruhen, setzen gesundheitspolitische Bewertungen voraus, die selbst nicht mehr Gegenstand unseres Vorschlags zur Messung der Effektivität von Qualitätssicherungsprogrammen sind. Wir sehen den Sinn der hier vorgetragenen Modellüberlegungen darin, Planungsgrundlagen und Entscheidungen im Gesundheitswesen für alle Beteiligten durchsichtiger zu machen.

Literatur:

BERG, R. (Hrsg.):	Health Status Indexes, Chicago 1973
BROOK, R.H.:	Quality of Care Assessment: A Comparison of Five Methods of Peer Review. DHEW-Publication Nr. HRA-74-3100, Maryland 1973
BROOK, R.H.:	Quality Assurance: The State of the Art. Hosp. Med. Staff, $\underline{3}$, 1974, 15-26
DONABEDIAN, A.:	Evaluating the Quality of Medical Care. Milbank Mem.F.Q. $\underline{44}$, 1966, 166-206
EIMEREN, W.van:	Gesundheitsindices - Probleme und Aufgaben. In: Ders. (Hrsg.): Perspektiven der Gesundheitssystemforschung. Springer, Heidelberg 1978, 134-144
FESSEL, W.J.; BRUNT, E.E.van:	Assessing Quality of Care from the Medical Record. N. Eng. J. Med. $\underline{286}$, 1972, 134-138
INSTITUTE OF MEDICINE:	Assessing Quality in Health Care: An Evaluation. National Academy of Science, Washington, D.C., 1976, S.79

MINIMALE ANFORDERUNGEN AN EINE WISSENSCHAFTLICHE EVALUATION VON QUALITÄTSSICHERUNG IN DER MEDIZIN

W. van Eimeren

Institut für Medizinische Informatik und Systemforschung
der Gesellschaft für Strahlen- und Umweltforschung
München

Im Rahmen meines Vortrages werde ich mich auf methodische Erfordernisse einer wissenschaftlichen Evaluation eines einzelnen Qualitätssicherungsprogramms beschränken. Ich schließe damit aus: Einerseits die umfassende wissenschaftliche Evaluation des Konzepts der Qualitätssicherungsprogramme mit einem systematischen und flächendeckenden Anspruch, andererseits die innerhalb eines Programmes ablaufenden, für die Durchführung des Programmes selbst notwendigen Rückkopplungsmechanismen. Besonders wichtig erscheint mir die Unterscheidung zwischen den für ein Programm notwendigen methodischen Erfordernissen und den für eine Bewertung notwendigen wissenschaftlichen Begleituntersuchungen. Aufwand, der im Rahmen eines auf breiten Einsatz abzielenden Programms nicht mehr gerechtfertigt werden kann, könnte durchaus im Rahmen einer wissenschaftlichen Evaluation sowohl notwendig als auch finanzierbar sein.

Weiterhin werde ich mich auf folgende fünf Gesichtspunkte beschränken:

1. Problemidentifikation und Zielkonstanz
2. Bezugsystem und Vergleichsgesichtspunkte
3. Statistische Verallgemeinerungsmöglichkeit
4. Beobachtungs- und Behandlungsgleichheit
5. Zurechenbarkeit vom Effekt zur Maßnahme

1. Identifizierung des Problems und Zielkonstanz
   Beide Aspekte: wie findet und definiert man den Bereich, auf den bezogen man Qualitätssicherung betreiben möchte, und wie stellt man sicher, daß dieses Ziel im Laufe des Programms nicht unmerklich aus den Augen verloren geht, gehören zusammen: Sie gehören zusammen, weil die Sicherstellung der Zielkonstanz wesentlich stärker Konsens-Mechanismen verlangt und strapaziert als eine einmalige Willenserklärung, die viel Projektion aus unterschiedlichsten Richtungen erlauben mag (gleichsam der Spannungsbereich zwischen Wahlplattform und Regierungsprogramm).

Über mögliche soziale Mechanismen, wie man einen solchen Konsens zwischen den Partnern eines Programms erzielt, habe ich hier nicht zu reden, wohl aber über die formalen Mechanismen, wie man das Einvernehmen festschreibt. Die benötigten operationale Definitionen betreffen:
- das medizinische Problem
- die angestrebten Effekte
- die Wege, über die man diese Effekte anstrebt
- die handelnden und zu behandelnden Populationen.

Die Erreichung dieses Zieles ist durch zwei Extrema bedroht:
(1) Man erreicht einen formalen Rigorismus, der
    - in der realen Anwendung nur fehlerhaft durchsetzbar ist
    - handelnde oder zu behandelnde Personen (Gruppen) aus dem Programm herausdrängt
    - den Konsens auf irrelevante Handlungsteile drängt und relevante außen vorläßt (über Bagatellen einigt man sich eher)
    - zwischen Handlungsanleitung und Vorschrift im Detail nicht mehr unterscheidet, d.h. vor Ort jedes Ermessen erstickt.
(2) Man läßt eine so vage Beschreibung zu, daß nicht mehr ein angemessen gleiches Verständnis der Teilnehmer des Programms, geschweige denn der Anspruch der Reproduzierbarkeit aufrecht erhalten werden kann.

Bestimmte Kurskorrekturen sollten jedoch nicht im Widerspruch zur Zielkonstanz gesehen werden: jedes lebendige Programm (und nur lebendige haben Aussicht auf Erfolg) wird Trial und Error - und systematische Phasen (hypothesengenerierende und konfirmatorische) auf der Suche nach dem effektivsten Weg der Zielerreichung unterscheiden lassen. Die wissenschaftliche Evaluation sollte nicht die Lebendigkeit eines Programms in Frage stellen.

Die Führung von Studienprotokollen, von Organisations- und Operations-Handbüchern steht dem nicht im Weg sondern ist deshalb um so wichtiger. Man sollte deshalb zwischen Programm und Modell eines Programms unterscheiden: In der Modellierungsphase (und hierüber reden wir eher als über fertige und umfassend laufende Programme) sucht man ja noch nach den Mechanismen, mit denen man am besten und leichtesten vorankommt. Nur soweit Medizin angewandte (Natur-)wissenschaft ist, können wir von Standards und ihrer Verbreitung und Einhaltung eine Verbesserung der Gesundheitsversorgung erwarten. In vielen Fällen wird sich jedoch zeigen, daß eine eindeutige Grundlage im Sinne einer "Technologiebewertung" [siehe z.B. 0] fehlt, d.h. daß keine Untersuchungen der Standards unter idealen Bedingungen exisitieren und die Wahrscheinlichkeit des Erzielens eines Effektes unter idealen Bedingungen unbekannt ist. Das in einer Publikation des National Ziekenhuis Instituts veröffentlichte Diagramm (Abbildung 1) legt in den Bereich "late acceptance" die Evaluation im Sinne der Technologiebewertung [1].

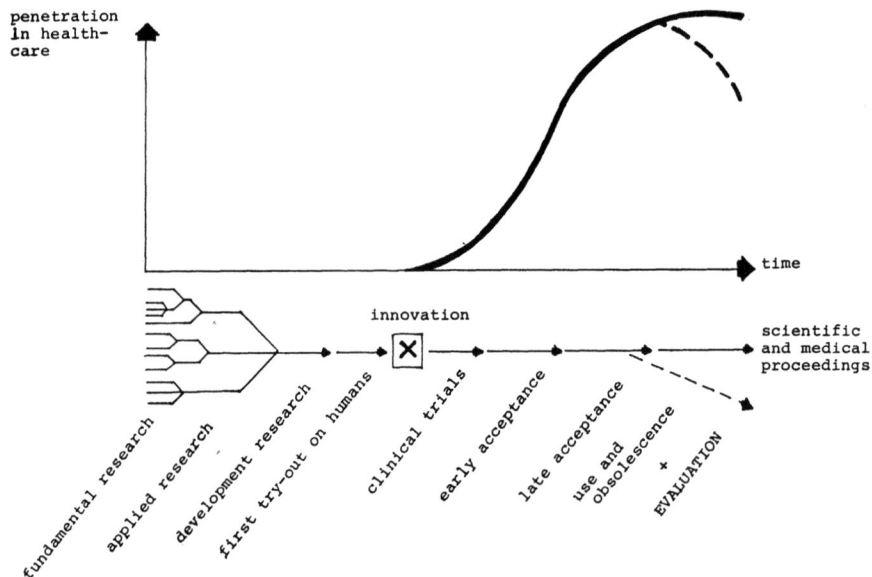

Abb. 1: Development and diffusion of technological assets for public health, simultaneous scientific and medical proceedings [1]

Untersuchungen diesen Typs sind in Deutschland kaum bekannt und kaum gefördert. Eine ursprünglich in dieser Richtung verstehbare BMFT-Ausschreibung zu therapeutischen Strategien hatte die Förderung klinischer Prüfungen im Gefolge. Bewertung therapeutischer Strategien ist aber deutlich mehr, alleine da sie die prädiktiven, diagnostischen und therapeutischen Aspekte inklusive ihrer wechselweisen Einflüsse zu berücksichtigen hätte.

2. Bezugssysteme und Vergleichsmöglichkeiten

Die letzten Bemerkungen leiten über zur Frage der Bezugspunkte, die zur Beurteilung gewählt werden sollen oder können.
Die Diskrepanz einer beschriebenen Situation zu einer idealen ist wie gesagt oft aus Unkenntnis letzterer nicht darstellbar. Gibt es jedoch auch andere Aspekte, die man aus der "Qualitätssicherung" heraushalten möchte? Könnte hierzu z.B. die Compliance der Patienten, die Qualität der vor- oder nachbehandelnden Stelle, die Spezifität der Therapie und ihre Bedeutung für den Erfolg bei Fehldiagnosen, die therapeutische Breite und ähnliche andere Kriterien zählen? All dies könnte man aus der Definition der Standards heraushalten, womit man evaluatorisch ihren Einfluß freilich noch nicht im Griff hat. Schaltet man z.B. formale Eingangsuntersuchungen vor die Klinikaufnahme, hat man - wie eigentlich jedem aus der Methodenlehre von Screeninguntersuchungen bekannt sein sollte - die relative Häufung von Fehldiagnosen vielleicht verbessert aber ihre absolute Häufigkeit nicht im Griff.
Worüber soll der Vergleich geführt, der Effekt ausgedrückt werden: Über den Umfang der Symptom-Besserung des Einzelfalls, die Häufigkeit der Besserung in der Beobachtungsgruppe, die Dauer bis zur Besserung oder das Andauern der Besserung? Können oder sollen solche oder ähnliche Outcome-Kriterien Anwendung finden oder daneben oder ausschließlich Performance-Kriterien oder soll gar neben der Güte der Handhabung die Güte der Einrichtung (zumindest als eine Art Regressor-Variable) beurteilt werden? Somit bleibt mitzuklären, ob ein bestimmtes Niveau, eine bestimmte Veränderung oder ein bestimmtes Verhältnis zu Gegebenheiten in einer Vergleichsgruppe angestrebt und beurteilt werden soll. Eine genügend präzise Aussage zum "anticipated outcome" erscheint mir aber eine methodische Notwendigkeit, die wir ja auch im therapeutischen Versuch verlangen. Die zuzugebenden methodischen Schwierigkeiten der Qualitätssicherungsprogramme sollten nicht als Exkulpation dienen, diese Aussage nicht zu leisten. Jede beliebige Änderung kann sonst später als Erfolg interpretiert werden.

Kurz auf die besonderen Probleme des historischen Vergleichs eingehend, möchte ich zunächst einmal auf seine gelegentlichen Verdienste verweisen: In Abbildung 2 finden Sie Angaben über die Entwicklung der Todesrate im Scutari-Krankenhaus im Krim-Krieg, die Florence Nightingale mit der Beseitigung unhaltbarer hygienischer Bedingungen ab dem 17. März 1855 einleitete [2]. So ermutigend jene historische Qualitätssicherungsmaßnahme auch sich im Zahlenspiel ausdrückt, so problematisch sind solche Zahlendarstellungen als "Wirksamkeitsnachweis".

DATES		DEATH PER 1000 PATIENTS ADMITTED	COMMENTS
1854	OCT 1-14	192	
	OCT 15-NOV 11	85	
	NOV 12-DEC 9	155	
1855	DEC 10-JAN 6	179	
	JAN 7-JAN 31	321	
	FEB 1-FEB 24	427	(SCUTARI 415, KULALI 6o8)
	FEB 25-MARCH 17	317	(MARCH 17 SANITARY IMPROVEMENTS START)
	MARCH 18-APRIL 7	144	
	APRIL 8-APRIL 28	107	
	APRIL 29-MAY 19	52	
	MAY 20-JUNE 9	48	(IMPROVEMENTS NEARLY COMPLETE)
	JUNE 10-JUNE 30	22	
	JULY 1-SEPT 30	22	

Abb. 2: von D. Neuhauser [2] übernommene Todes-Raten aus dem Scutari-Hospital 1854-1855

3. Die statistische Verallgemeinerungsfähigkeit

Die beobachtbare beachtliche Dynamik in der Versorgungsstruktur in vielen Bereichen erscheint mir genügend Anlaß zu geben, vor allzu einfacher Nutzung des historischen Vergleichs zu warnen: In vielen Fällen ist nicht ausgeschlossen, daß ähnliche Zahlenverschiebungen, wie wir sie in der Abbildung 2 beobachten, durch Veränderungen in der Zusammensetzung der versorgten Patienten oder der Versorgungsteams bzw. Einrichtungen begründet sind.

Unter Umständen trägt das Qualitätssicherungsprogramm selbst zu dieser Dynamik bei, in dem es für das bereits vorher angesprochene "crowding-out" sorgt und die "Kirchgänger" unter den Patienten, Schwestern und Ärzten im Programm zurückläßt. Einige jederzeit mühelos aus anderen Publikationen zusammentragbare Graphiken und Tabellen sollen dies erläutern: Abbildung 3 zeigt, wie Versorgungseinrichtungen sich über die Zeit hinweg entwickeln können. In diesem Beispiel handelt es sich um Intensivstationen im Zeitraum zwischen 1955 und 1974.

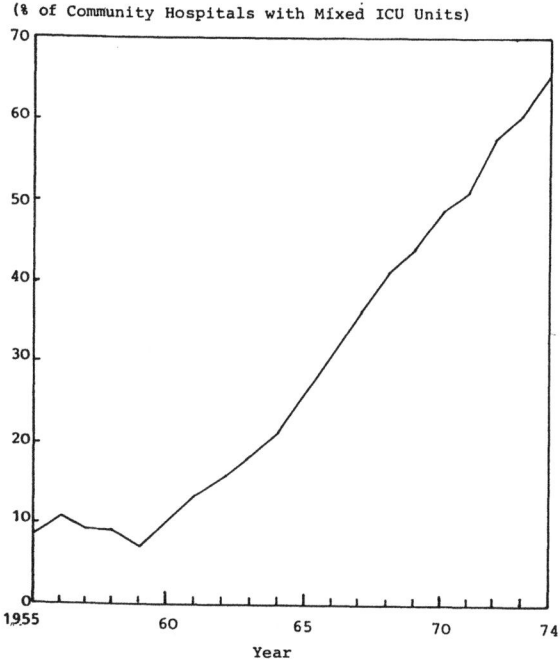

Abb. 3: The difussion of some medical technologies: intensive care units
(American Hospital Association, nach [3])

Ein anderes Beispiel (Abbildung 4) zeigt die quantitative Entwicklung eines technischen Gerätes, in diesem Fall der CT-Scanner in den Vereinigten Staaten über die Zeit 1973 bis 1976 [3]. Einher mit diesen technischen Verschiebungen im Versorgungsbereich gehen die Zuweisungsraten der Patienten. Darüberhinaus jedoch gibt es auch noch die epidemiologischen Verschiebungen, die nicht unbedingt auf Veränderungen im Versorgungssystem alleine beruhen müssen, wie z.B. die Entwicklung der perinatalen Mortalität zwischen 1931 und 1976 in England und Wales, Schottland und Nordirland (Abbildung 5) [4].

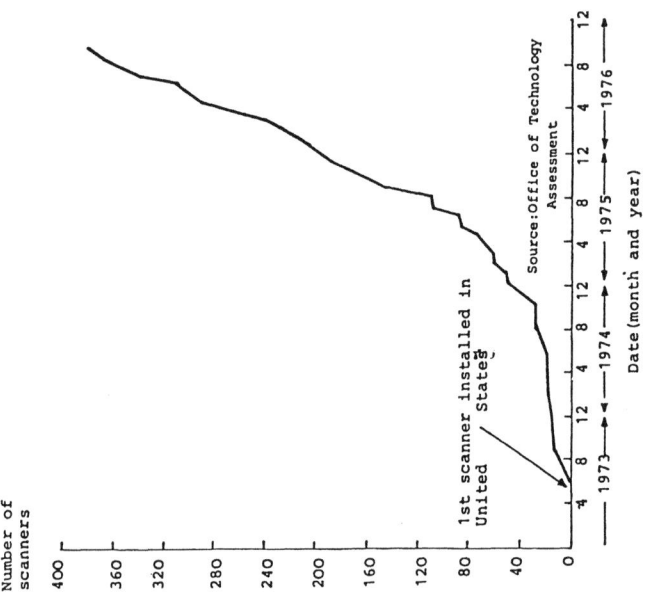

Abb. 4 : Cumulative number of CT scanners in the United States by date of installation [3]

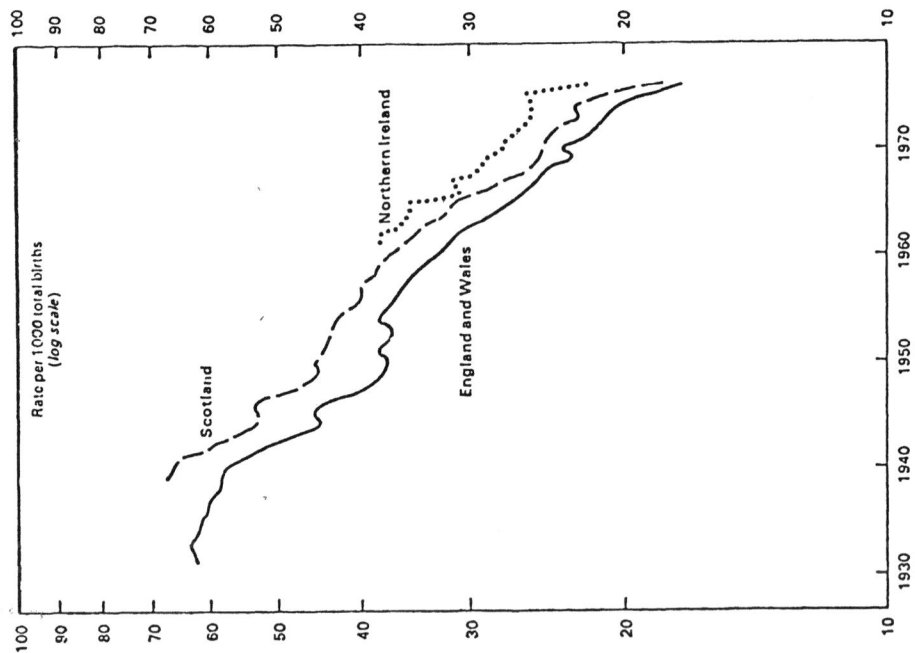

Abb. 5 : Perinatal mortality, 1931-1976 in England and Wales, Scotland, Northern Ireland [4]

Festhalten an bestimmten Standards während sich das Umfeld unter Umständen drastisch ändert, verändert notgedrungen auch die interne Qualität. Nur eine sorgfältig geplante Beobachtung dieses Umfeldes im Sinne von Basis-Daten-Erhebungen aus diesem Umfeld kann verhindern, daß sich der Anker der Beurteilung unbemerkt löst.

Im Bereich der Definition der Population der Handelnden und Behandelten sind m.E. ohnehin die kompliziertesten - wenn auch nicht die in der Praxis schwierigsten - Probleme angesiedelt: Welches ist überhaupt das richtige Aggregationsniveau für eine statistische Analyse: Wirkte das Programm primär auf die einzelne Behandlung, den Behandelnden allgemein, das Team, das Haus? Dementsprechend welche Beobachtungen bzw. Beobachtungsgegenstände können in etwa als "unabhängig" zustandegekommen bzw. "unabhängig behandelt" angenommen werden?

Soweit dies festliegt, kann man sich Überlegungen über den Weg machen, wie man seine Stichprobe aufbauen oder bewerten kann (siehe hierzu 5):

- Wie weit lassen Basisstatistiken erste Vorstellungen über Häufigkeiten, Fallarten usw. entwickeln?
- Ist es möglich, eine Machbarkeitsstudie durchzuführen, die auch genauere Unterlagen für eine Stichprobenplanung ergibt? Man könnte dann über Stratifikationen z.B. nach Krankenhausgrößen nachdenken. Sollen solche Strata unterschiedliche Wahrscheinlichkeit haben, gezogen zu werden (also z.B. Krankenhäuser gewichtet nach ihrer Patientenzahl, weil über die Qualität der Versorgung der Bevölkerung gleichförmig gute Aussagen gemacht werden sollen) oder gleiche Wahrscheinlichkeit (im Beispiel: weil über die Qualität der Einrichtungen gleichförmig gute Aussagen gemacht werden sollen).
- Soll eine 2- oder mehrstufige Stichprobe gezogen werden, z.B. in jedem Krankenhaus wiederum eine zufällige oder systematische Stichprobe über die Ärzte oder Patienten oder Stationen gezogen?

Wie immer auch dieser Plan aussieht, weitere Probleme warten: soll über den Fall von Aufnahme bis Entlassung dokumentiert werden oder über ein festes Intervall, oder über einen Stichtag oder über den Tag eines Eingriffs?

Gelingt es über eine entsprechende Dokumentation (eventuell Register
von Einrichtungen, Ärzten, Patienten usw.) ein getrenntes "Toten"-
Stratum und "Geburten"-Stratum anzulegen: d.h. jene die aus der Definition (wegen Ablegen von Charakteristika) ausscheiden oder in
diese nach Beginn des Programms eintreten?

Weitere Planungen (oder Bewertungen) betreffen den Stichprobenum-
fang. Er sollte sich an den erwarteten oder erstrebten minimalen Unterschieden orientieren und dafür ein breites Optimum bieten, d.h.
der Schätzfehler sollte bei einer entsprechenden Unterrekrutierung
(z.B. 10% Verlust) nur geringfügig (z.B. 1%) größer werden.
Schließlich und endlich sind die Rückkopplungen zwischen wiederholten Ziehen des gleichen Patienten und der Zielgröße zu beachten: Sowohl Versagen als auch Erfolg (im Sinne von Verzögerung von Tod)
kann die Wiederaufnahme-Wahrscheinlichkeit für den Patienten beeinflussen.

An die erste präzisere Schätzung durch die Machbarkeitsstudie kann
ein Vor-Panel der Hauptstichprobe angeschlossen werden. Es dient bereits der Statistik der Hauptuntersuchung, wird jedoch noch unter
einen besonderen Sicherheitsaufwand erhoben, um sich bezüglich der
administrativen Aspekte noch größere Routine anzueignen, aber auch
um noch eventuelle Kurskorrekturen im Sampling-Aufwand vornehmen zu
können.

4. Beobachtungs- und Behandlungsgleichheit
Wie man unter den besonderen meist multizentrischen Bedingungen eines Qualitätssicherungsprogramms Beobachtungsgleichheit und Behandlungsgleichheit mit größter Aussicht auf Erfolg anstrebt, ist meines
Erachtens jedenfalls nicht dadurch beantwortet, daß man einheitliche
Fragebogen verwendet. Es ist nicht einsehbar, warum bei uns nicht
gleichermaßen oder mehr Aufwand in dieser Richtung in Protokoll und
Handbüchern der begleitenden Evaluation getrieben werden sollte, als
beispielsweise in vielen Manuals amerikanischer Programme. Ich will
den Eindruck nicht unterdrücken, daß wir in Deutschland offenbar eine Scheu vor dem damit verbundenen Aufwand und vielleicht noch mehr
den damit verbundenen Auseinandersetzungen haben. In Therapieprüfun-
gen verläuft dies vergleichsweise harmlos nach dem Muster 3x1 täg-
lich. In der Qualitätssicherung zeigt sich die volle Komplexität des
tatsächlichen Geschehens. Dies sollte man nicht resignierend zur

Kenntnis nehmen, sondern allenfalls in eine kritische Würdigung von therapeutischen Versuchen umsetzen. Soweit man nach evaluativen Kriterien im Bereich der Handhabung und Ausrüstung sucht, sollte man u.a. die Übertragung üblicher technischer Kriterien wie "meantime between failure" oder "meantime to repair" auf ihre Tauglichkeit untersuchen. Desgleichen sollte geprüft werden, wie weit nicht im Zentrum des Interesses stehende technische Leistungen für die Studie teilweise zentralisiert werden können, um die Streuungsursachen klein zu halten. Dies leitet auch zum letzten Aspekt, dem der Zurechenbarkeit über: denn auch confounding-Probleme lassen sich mit der Zentralisierung nicht im Zentrum stehender Leistungsbereiche besser beherrschen.

5. Zurechenbarkeit von Effekten zu Maßnahmen

Das Problem der Interpretation beobachteter Veränderungen als Folge des Programms zieht sich eigentlich ohnehin schon wie ein roter Faden durch die Überlegungen: Das Erstreben quasi-experimenteller Ansätze ist der Grundtenor der hier intendierten Evaluation. Was ist an einer "Röntgenaufnahme" auf die Einrichtung ("Röntgen"), was auf die Handhabung ("Aufnahme") zurückführbar. Diese beiden Gesichtspunkte lassen sich unterklassifizieren und damit weiteren Zurechenbarkeitsüberlegungen zuführen. Als Beispiel mag eine Gliederung dienen, die Wahba (WHO-Kopenhagen) im Rahmen einer Technologie-Bewertungstagung vorgelegt hat, wobei er managerial criteria und technical criteria unterscheidet (Abb.6).

I   MANAGERIAL CRITERIA
- TYPE OF HEALTH ADMINISTRATION
- TYPE OF LABORATORY
- EFFICACY OF TECHNOLOGY
- WORK LOAD MEASUREMENT
- LOGISTIC SUPPORT
- TRAINING PROGRAMS
- DECISION LEVELS

II TECHNICAL CRITERIA
- EQUIPMENT
- METHODS AND TECHNIQUES
- STANDARDS
- REPORT AND RECORD SYSTEM

Abb. 6: Zurechenbarkeitsliste nach WAHBA [6]

Ohne daß nun jeder Aspekt aus dieser Tabelle hier noch nachvollzogen werden muß: Soll ein Qualitätsicherungsprogramm ideale Verbesserungsansätze aufdecken, wird es so oder ähnlich differenziert die Aspekte, die in die Qualität ärztlichen Handelns eingehen, berücksichtigen müssen. Zum Schluß möchte ich noch betonen, daß ich auch im Rahmen von Qualtitätssicherungs-Programmen es für denkbar und sinnvoll halte, zu Unter-Fragestellungen (quasi-) experimentelle Designs einzusetzen, d.h. bestimmte Aspekte der Versorgung systematisch zu variieren, um die damit erzielten Auswirkungen auf ihre Bedeutung für das Qualitätssicherungs-Programm besser quantifizieren zu können.

PROBLEMBEREICHE \ LÖSUNGSANSÄTZE	STUDIENPROTOKOLL ORG.-OP-HANDBÜCHER	REVIEW - COMMITTEE u.ä.	TECHNOLOGIE-BEURTEILUNG	ZENTRALE EINR. (READING CENTER)	UMFELD-BASISDATEN (MBDS)	ROUTINEDATEN (REGISTER)	ZURECHENBARKEITS-LISTE	QUASI-EXPERIMENTELLE D.	GESTUFTE STICHPROBEN	MACHBARKEIT u. VOR-PANEL
IDENTIFIKATION ZIELKONSTANZ	X	X								
BEZUGSSYSTEM VERGLEICH			X			X	X		X	
VERALLGEMEINERUNG					X				X	X
BEOBACHTUNGS-BEHANDLUNGS-GLEICHHEIT	X			X						X
ZURECHENBARKEIT							X	X	X	X

Abb. 7:

Schlußbemerkungen
Die Abbildung 7 stellt die von mir diskutierten Problembereiche den erwähnten Lösungsansätzen gegenüber. Sie macht einerseits deutlich, daß ich das Thema sicher nicht erschöpfend behandelt habe, auf der anderen Seite wird ebenfalls deutlich, daß die verschiedenen Problembereiche eines Sicherungsprogramms durchaus mit guten Aussichten auf eine verbessertes Studiendesign im Rahmen der wissenschaftlichen Begleitung studiert werden können. Andererseits habe ich vieles, was Sie und ich in der wissenschaftlichen Evaluation für wichtig halten, hier nicht vorgestellt. Mir kam es darauf an, jene Bereiche wissenschaftlichen Rituals in Reflexion zu bringen, die vielleicht sonst einem rigoristischen Akakadabra oder einer schulterzuckenden Resignation zum Opfer fallen.

Literatur:

0. Office of Technology Assessment: Assessing the efficacy and safety of medical technologies, Library of Congress Catalog Card 78-600117 (1978)

1. GRONINGEN, F.P.van; MEER, D. van der: The state of the art in different countries: Holland; in International Workshop on Evaluation of Medical Technology; Spri project 3089 (1979)

2. zitiert nach NEUHAUSER, D.: Evaluation of medical technology; in Spri project 3089 (1979)

3. entnommen BANTA, D.: Technology evaluation: policy perspective; in Spri project 3089 (1979)

4. entnommen BARBER, B.: Health Service Planning, Second international working seminar, University of Sussex, York, Report 831 (1978)

5. National Center for Health Statistics: Development of the Design of the NCHS Hospital Discharge Survey; NCHS-Series 2, N.39 Rockville, Md. (1970)

6. WAHBA, A.W.: Appropriate technology in health laboratory services; in Spri project 3089 (1979)

Kapitel III

QUALITÄTSSICHERUNG IN DER FRÜHERKENNUNG

FRAGEN DER QUALITÄTSSICHERUNG BEI FRÜHERKENNUNGSPROGRAMMEN VON HERZ-KREISLAUF-ERKRANKUNGEN

B.-P. Robra, D. Machens

Med.Hochschule Hannover, Institut für Epidemiologie und Sozialmedizin

Einführung

Es gibt bereits verschiedene deutsche Untersuchungen zur Früherkennung von Herz- und Kreislaufkrankheiten (7), die sich hinsichtlich der angestrebten Ziele, des Umfangs der erhobenen Daten und der Trägerschaft unterscheiden. Von besonderer praktischer Bedeutung sind Programme, die durch Kassenärzte unter den Bedingungen der kassenärztlichen Praxis durchgeführt werden. Für Kassenärzte als Träger solcher Früherkennungsuntersuchungen sprechen leicht erkennbare Vorteile:
- die untersuchende Stelle ist den Zielpersonen vertraut
- eine Integration der bei der Früherkennungsuntersuchung erhobenen Befunde in das übliche System der gesundheitlichen Betreuung ist nahtlos möglich.

Andererseits ergeben sich im kassenärztlichen Bereich einige Probleme, deren Abklärung nötig ist, bevor man dort an eine breite Einführung programmierter Herz-Kreislauf-Früherkennungsuntersuchungen denken kann. Diese Probleme betreffen:
- die Standardisierung von Untersuchungsbedingungen und Untersuchungsverfahren, von Beurteilungskriterien für die erhobenen Befunde - besonders im Hinblick auf außerhalb eines Früherkennungsprogramms angefallene Vorinformation über einzelne Probanden - und die Standardisierung der Befunderhärtung sowie der Therapieeinleitung.
- periodische oder fortlaufende Prozeßevaluationen als Mittel der Qualitätssicherung
- den Nachweis der Effektivität von Untersuchungen zur Früherkennung von Herz-Kreislauf-Erkrankungen.

Im folgenden werden am Material der Herz-Kreislauf-Früherkennungsuntersuchung VW/Salzgitter einige der angesprochenen Probleme illustriert.[+]

[+] Wir danken der Kassenärztlichen Vereinigung Niedersachsen und dem Zentralinstitut für die kassenärztliche Versorgung in der Bundesrepublik Deutschland für Überlassung der Daten und Unterstützung der Untersuchung.

Die Herz-Kreislauf-Früherkennungsuntersuchung VW/Salzgitter

Die Herz-Kreislauf-Früherkennungsuntersuchung VW-Salzgitter wurde als "Modellversuch" zwischen den Betriebskrankenkassen der VW AG und der Salzgitter AG einerseits und der Kassenärztlichen Vereinigung Niedersachsen andererseits vereinbart (1). Eingeladen waren im ersten Durchgang der Untersuchung ab 1974 Mitglieder vom vollendeten 40. bis zum 50. Lebensjahr. Ausgeschlossen wurden alle Mitglieder dieser Altersgruppe, die im vorangegangenen Jahr wegen einer Herz-Kreislauferkrankung arbeitsunfähig oder in Krankenhausbehandlung gewesen waren sowie solche, die in den letzten zwei Jahren wegen Herz-Kreislaufkrankheiten ein Heilverfahren oder sonstige Kurmaßnahmen erhalten hatten.
Ab Juli 1977 wurde der Umfang der verwendeten Anamnese- und Befundbogen stark reduziert. Cholesterin- und Triglyceridbestimmungen, die bis dahin fakultativ gewesen waren, wurden obligatorisch. Die Möglichkeit, ein EKG und eine Röntgenaufnahme des Thorax als Bestandteil der Früherkennungsuntersuchung durchzuführen, entfielen (2, 5, 6). Für Teilnehmer, die an beiden Untersuchungsdurchgängen teilnahmen - das geschah im Mittel nach genau drei Jahren -, sind Befunde und Beurteilungen aus den beiden Durchgängen wegen dieser Änderungen nicht uneingeschränkt miteinander vergleichbar. Die Zielkrankheit des Programms blieb jedoch gleich. Die Daten, über die hier berichtet wird, beschränken sich auf Männer im Alter von 40 bis 49 Jahren. Am ersten Untersuchungsdurchgang nahmen ca. 15 000, am zweiten bis Ende 1979 ca. 12 000 und sowohl am ersten wie am zweiten Durchgang nahmen 5 000 Männer dieser Altersgruppe teil.

Ärztliche Befunde und Beurteilungen

Abbildung 1 zeigt, wie die untersuchenden Ärzte die Blutdruckmeßwerte bei Probanden mit leerer Anamnese[+]) beurteilen. Auf der Grundfläche sind der systolische und der diastolische Mittelwert aus den beiden durchgeführten Messungen eingetragen, die Höhe der Säule zeigt, bei welchem Prozentsatz der so klassifizierten Probanden sich die Ärzte jeweils mit der Beurteilung "Blutdruckerhöhung" festgelegt haben.

[+]) negative Antworten auf die Fragen: "Hat Ihnen schon einmal ein Arzt gesagt, daß Sie an hohem Blutdruck leiden?", "Werden Sie z.Z. wegen hohen Blutdrucks behandelt?"

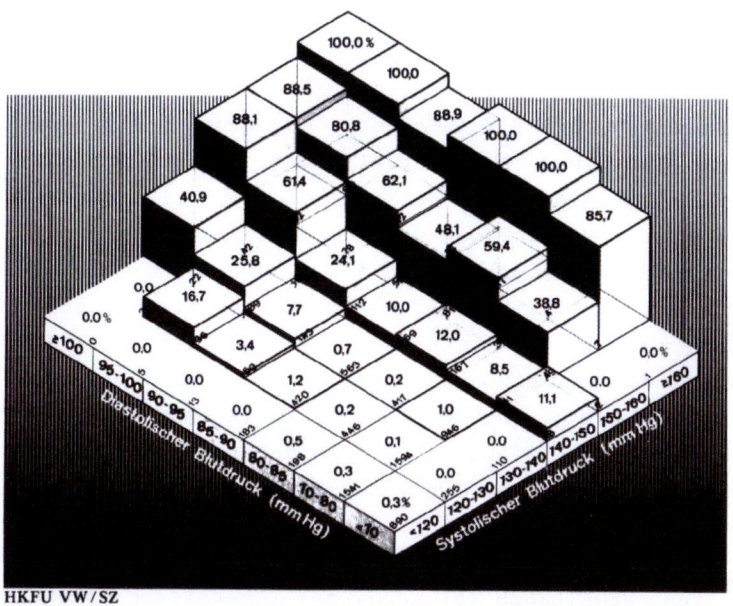

Abb. 1: Beurteilung "Blutdruckerhöhung" (%) nach syst. und diast.
Mittelwert aus 2 Messungen, Männer 40-49 Jahre

In den schriftlichen Erläuterungen zum Früherkennungsprogramm (6)
wird empfohlen, die Blutdruckmessung nach den (1977 gültigen)
Empfehlungen der Deutschen Liga zur Bekämpfung des hohen Blutdrucks
durchzuführen, d.h. im Sitzen, Ablesung des diastolischen Blutdrucks
in Phase IV. Weiter war angegeben: "Verdacht auf erhöhten Blutdruck
besteht, wenn der systolische Blutdruck die Zahl der Lebensjahre plus
1oo überschreitet, auf jeden Fall bei Werten über 16o mmHg. Für jedes
Lebensalter wird ein diastolischer Wert über 9o mmHg als Verdacht auf
erhöhten Druck bezeichnet. Für die Annahme des Verdachts auf erhöhten
Blutdruck genügt es, wenn der systolische oder der diastolische Wert
die angegebene Grenze überschreitet. Hypertonie wird angenommen, wenn
bei weiteren Messungen an mindestens zwei anderen Tagen die genannten
Werte überschritten werden." Der Terminus "Verdacht auf erhöhten
Blutdruck" taucht allerdings auf dem Befundbogen nicht mehr auf, vielmehr sollen sich die Ärzte dort festlegen: "Blutdruckerhöhung -
ja oder nein".
Man erkennt, daß die Ärzte als Gruppe den systolischen und den diastolischen Meßwert unabhängig voneinander für ihr Urteil heranziehen.
Die gemessenen Werte werden ab 14o mmHg systolisch und 9o mmHg dia-

stolisch mit zunehmender Wahrscheinlichkeit als erhöht bezeichnet.
Für die Population entspricht das sinngemäß zunächst dem "Verdacht
auf Blutdruckerhöhung" der Erläuterungen. Es entspricht auch den
Grenzwerten der WHO. Bei konsequenter Anwendung der Programmrichtlinien wäre allerdings in dieser Altersgruppe ab 150 mmHg systolisch
und 90 mmHg diastolisch eine einheitliche Beurteilung zu erwarten
gewesen. Auch den Vorschlägen der WHO folgen die Ärzte bei höheren
Blutdruckwerten nicht genau, denn ein diastolischer Blutdruckwert von
95 mmHg führt erst zusammen mit einem gleichzeitig vorhandenen
systolischen Blutdruckwert von 160 mmHg oder mehr regelmäßig zur
Beurteilung "Blutdruckerhöhung".
Wir haben gleichartige Darstellungen für die beiden Altersgruppen
von 40 bis 44 und von 45 bis 49 Jahren abgerufen und ebenso die
Gruppe der Übergewichtigen (Quetelet-Index 28 oder mehr) den übrigen
Probanden gegenübergestellt. Die Blutdruckbeurteilung in
diesen Gruppen unterscheidet sich nur geringfügig von der hier
dargestellten. SENFTLEBEN (8) fand, daß Internisten höhere Blutdruckwerte als "normal" tolerieren als Praktiker. Eine Analyse der Früher-
kennungsdaten nach dem Fachgebiet der untersuchenden Ärzte ist uns
aus rechtlichen Gründen leider nicht möglich.

Die Abbildung 2 stellt für Probanden mit leerer Anamnese [+] den
Cholesterinmeßwert der resultierenden Beurteilung "Cholesterinerhöhung"
gegenüber. Dargestellt sind durch zwei gegenläufige Kurven
die kumulative Häufigkeit der Meßwerte von Männern mit der Beurteilung "Cholesterinerhöhung" (Kurve Sensitivität) und von Männern ohne
diese Beurteilung (Kurve Spezifität). In den Erläuterungen zum Programm war eine obere Normgrenze von 300 mg/100 ml (oder 7,8 mmol/l)
für den Cholesterinwert angegeben.
Über einen weiten Wertebereich urteilen die Ärzte inkonsistent. Zwar
wird bei Werten über 300 mg/100 ml praktisch niemand noch als unauffällig bezeichnet, aber fast drei Viertel der Männer mit "Cholesterinerhöhung" lagen unterhalb des explizit genannten oberen Normwertes.
Die angegebene Normgrenze von 300 mg/100 ml war übrigens gerade die
95. Perzentile der Cholesterinwerte in dieser Population, 15,9% der
Probanden erhielten dagegen die Beurteilung "Cholesterinerhöhung".

[+] negative Antworten auf die Fragen: "Ist bei Ihnen in den letzten
zwei Jahren eine Blutfettbestimmung (z.B. Cholesterin-Untersuchung)
durchgeführt worden?", "Hat Ihnen ein Arzt gesagt, daß Sie einen
zu hohen Cholesterinwert haben?", "Halten Sie z.Z. eine Diät
wegen einer Cholesterinerhöhung ein?".

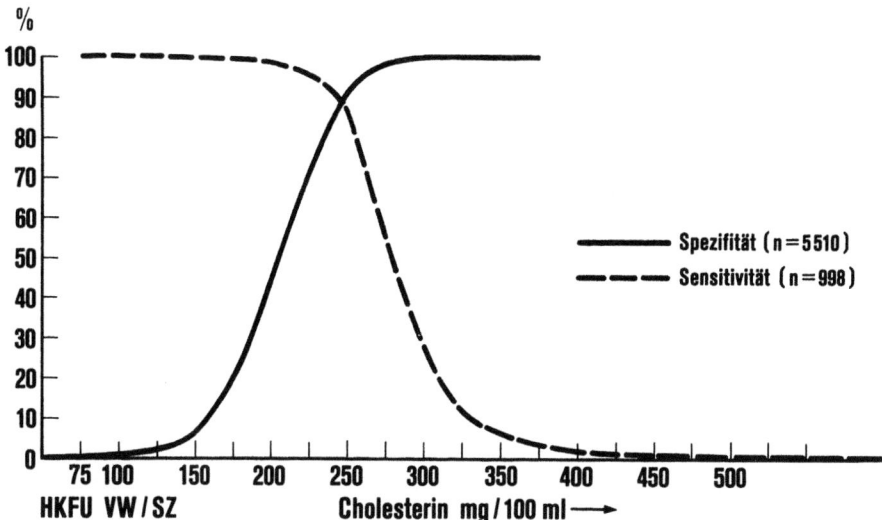

Abb. 2: Sensitivität und Spezifität des gemessenen Cholesterinwertes für die Erfassung der ärztlichen Beurteilung "Cholesterinerhöhung". (Männer, 40-49 Jahre ohne Angabe einer Cholesterinbestimmung in den letzten 2 Jahren und ohne Angabe einer Diät)

Offensichtlich haben die beteiligten Ärzte den in den Programmrichtlinien genannten oberen Normwert nicht akzeptiert und sich eher an 250 mg/100 ml orientiert, also an einem häufig empfohlenen Grenzwert. Über die Fundierung von Grenzwerten braucht hier nicht gestritten zu werden. Festzustellen ist, daß die Ärzte ihrem eigenen gewachsenen Vorwissen mehr folgen als Programmrichtlinien. Es wäre noch zu untersuchen, welchen Gebrauch die Ärzte von ihrem Entscheidungsspielraum machen, d.h. bei welchen Gruppen der Untersuchungspopulation die Beurteilung konservativ bzw. weniger konservativ erfolgt.

Unsere besondere Aufmerksamkeit galt dem EKG, das im ersten Untersuchungsdurchgang als Teil der Früherkennungsuntersuchung angefordert werden konnte, wenn der untersuchende Arzt es für erforderlich hielt, im zweiten Durchgang nicht. Bei zwei Dritteln (64,5%) der Untersuchten lag im ersten Durchgang ein EKG-Befund vor. Die Prävalenz der Beurteilung "koronare Herzerkrankung" betrug im ersten Durchgang insgesamt 10,8%. Die Variable, die einzeln am stärksten mit dieser ärztlichen Beurteilung zusammenhing, war der EKG-Befund ("pathologisch" versus alle übrigen) mit einem relativen Risiko von 22 und einem

zuschreibbaren Risiko von 71,7%. Keine andere anamnestische Angabe -
auch die Anamnese eines festgestellten Herzleidens - und kein anderer
Befund waren univariat ähnlich eng mit der Beurteilung "koronare
Herzerkrankung" verbunden.
Im zweiten Durchgang, also ohne EKG, betrug die Prävalenz der vergleichbaren Beurteilung 11,2%, sie war bei den zweifach untersuchten
Personen ebenso hoch wie bei denen, für die der zweite Programmdurchgang die erste Früherkennungsuntersuchung darstellte, an der
sie teilnahmen.
Die Beurteilung der Zielkrankheit des Programms erwies sich trotz der
in beiden Untersuchungsdurchgängen vergleichbaren Prävalenz als wenig
stabil. Eine im ersten Durchgang gestellte Diagnose "koronare Herzerkrankung" wurde bei 69,8% (330/473) der doppelt untersuchten Probanden
im zweiten Durchgang nicht bestätigt. War das EKG "pathologisch" und
lautete die Beurteilung im ersten Durchgang "koronare Herzerkrankung",
so wurde dieses Urteil bei 72,6% der erneut Untersuchten (252/347) im
zweiten Durchgang wieder umgestoßen.
Wegen dieser erstaunlichen Wirkungslosigkeit des EKG-Befundes versuchten wir, den Gebrauch, den die Ärzte im ersten Durchgang von der
EKG-Information machten, näher zu beschreiben.[+] Dabei gingen wir
von der Dichotomie "EKG pathologisch" gegen "EKG nicht pathologisch
oder nicht für nötig gehalten" aus.
Aus dem Anamnese- und dem Befundbogen wählten wir fünf dichotome
Variablen aus (Tab. 1), die aus klinischer Sicht für die Beurteilung
des Herzens relevant erschienen und die jede für sich eine signifikante Beziehung zur Beurteilung "koronare Herzerkrankung" zeigten. In
einem multiplen logistischen Regressionsmodell wurden diese fünf und
der EKG-Befund als unabhängige Variable zur ärztlichen Beurteilung
als abhängige Variable in Beziehung gesetzt. Das EKG war auch unter
gleichzeitiger Berücksichtigung der anderen Variablen der wichtigste
Prädiktor für das ärztliche Urteil.
Die Abbildung 3 zeigt auf der Abszisse die mit Hilfe des logistischen
Modells berechneten Wahrscheinlichkeiten für das Vorliegen einer Beurteilung "koronare Herzerkrankung", wenn die fünf klinisch interessanten Variablen mit ihren 32 Kombinationsmöglichkeiten berücksichtigt
wurden, auf der Ordinate diese Wahrscheinlichkeit bei zusätzlicher
Berücksichtigung des EKG-Befundes (hierarchisches Modell mit einer
dreifachen und acht zweifachen Interaktionen).

[+] Für hilfreiche Anregungen danken wir Dr. F.W. Schwartz, Köln.

Tabelle 1:
Risiko für das Vorliegen der Beurteilung "koronare Herzerkrankung" in Abhängigkeit von 6 einzelnen Merkmalen bei der Erstuntersuchung, Querschnitt, N = 15 193

Merkmal	relatives Risiko[+]	zuschreibbares Risiko %
Ist ein Herzleiden bei Ihnen festgestellt worden? (positive Antwort)	3,53	18,38
Leiden Sie unter Herzklopfen? (positive Antwort)	2,00	17,42
Angina pectoris (typische Beschwerden nach ROSE)	2,76	7,79
Cholesterinbefund ("pathologisch")	1,79	9,51
Blutdruckverhalten nach Belastung ("auffällig")	2,05	10,77
EKG-Befund ("pathologisch")	21,96	71,72

[+]) Bezugsgruppe: Personen ohne positives oder auffälliges Merkmal

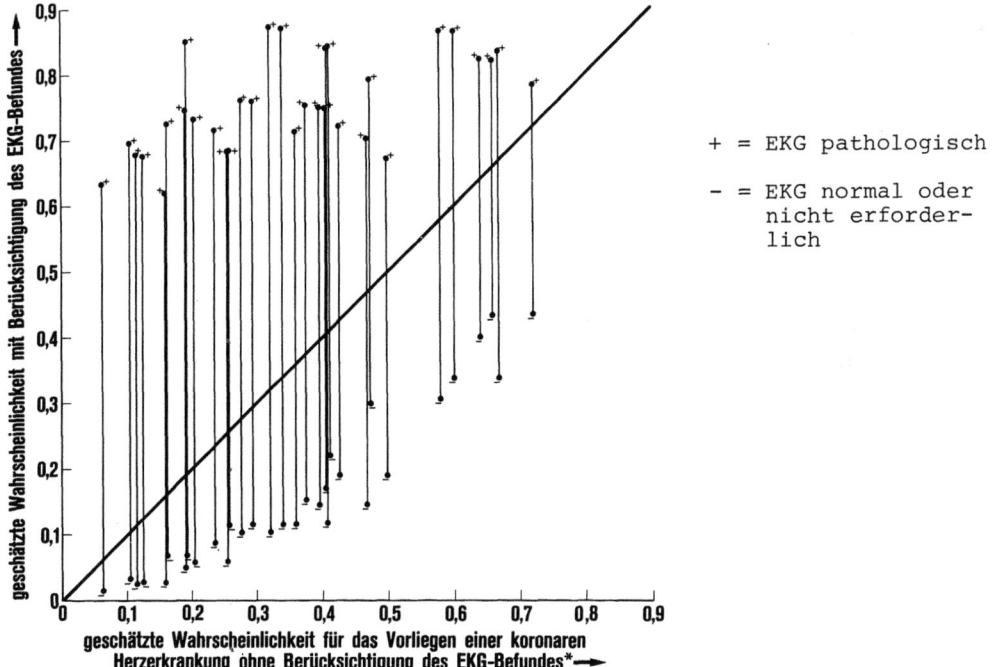

Abb. 3: Wahrscheinlichkeit für das Vorliegen der ärztlichen Beurteilung "koronare Herzerkrankung" ohne und mit Berücksichtigung des EKG-Befundes

*multiples logistisches Modell mit fünf Merkmalen aus Anamnese und Befundbogen sowie dem EKG-Befund als unabhängige und der ärztlichen Beurteilung "koronare Herzerkrankung" als abhängige Variable; berücksichtigt acht zweifache und eine dreifache Interaktion.

Bei Ausgangswahrscheinlichkeiten von weniger als o,5 (mit Kenntnis
der fünf erwähnten Variablen) führt ein positiver EKG-Befund zu einer
Post-Test-Wahrscheinlichkeit von mehr als o,5, bei hoher Prä-Test-
Wahrscheinlichkeit würde ein negativer EKG-Befund (bzw. die ärztliche
Entscheidung, eine EKG-Untersuchung zu unterlassen) zur Revision des
Prä-Test-Urteils führen. Der dargestellte Trend für das Verhalten
von Prä-Test- und Post-Test-Wahrscheinlichkeiten entspricht den Erwartungen für einen rationalen Einsatz diagnostischer Informationen
(3). Die Bedeutung des EKGs wird auch dadurch illustriert, daß mit der
EKG-Information 83% derjenigen mit "koronarer Herzerkrankung" in die
2o% der Bevölkerung einzuordnen waren, die das höchste koronare Risiko
hatten (bzw. 71% in die oberste Risiko-Dezile), während sich mit den
anderen fünf Variablen nur 45% der so Beurteilten in die obersten
beiden Dezilen der Bevölkerung (bzw. 16% in die oberste Risiko-Dezile)
einordnen ließen.

Mit der vorgelegten Auswertung kann man zwar nichts über die Validität
des EKG-Befundes selbst aussagen. Man kann aber feststellen, daß die
Ärzte einen erhobenen Befund sinnvoll für ihre Beurteilung heranziehen,
sich sogar bevorzugt auf das EKG stützen. Kann der Wegfall dieser
Untersuchungsmöglichkeit dann die geringe Reproduzierbarkeit des
ärztlichen Urteils erklären? Dagegen spricht, daß auch bei Vorliegen
eines pathologischen EKG-Befundes ein so großer Teil der Personen
mit "koronarer Herzerkrankung" nicht reklassifiziert wird. Das allerdings könnte dann heißen, daß die Ärzte die erhobene "Basisinformation"
bei späteren Untersuchungsterminen nicht mehr in gleicher Weise be-
rücksichtigten oder daß sie ihnen gar nicht mehr vorlag. Bei dieser
Einschätzung muß man berücksichtigen, daß die beiden Untersuchungs-
durchgänge nicht von identischen Ärzten durchgeführt zu werden
brauchten und daß gerade die wegen einer Herzerkrankung behandelten
oder arbeitsunfähigen Patienten, die vermutlich besonders leicht als
auffällig hätten bestätigt werden können, von einer erneuten Früherkennungsuntersuchung ausgeschlossen werden sollten, ohne daß wir z.Z.
prüfen können, wie konsequent dieses Ausschlußkriterium wirklich ein-
gehalten wurde. Immerhin waren 9,3% der doppelt Untersuchten im ersten
Durchgang als koronarkrank beurteilt worden, 8,1% erinnerten sich an
eine entsprechende Mitteilung ihres Arztes und 3,5% gaben sogar an,
z.Z. wegen einer Herzkranzgefäßerkrankung behandelt zu werden. Wir
können wegen der Ausschlußkriterien leider auch einen möglichen Inter-
ventionseffekt nicht beurteilen.

Zusammenfassung und Schlußfolgerungen

Nach den vorgetragenen Daten aus einer Herz-Kreislauf-Früherkennungsuntersuchung im Rahmen der kassenärztlichen Versorgung kann von mechanisch befolgten Entscheidungsregeln für die Beurteilung erhobener Befunde nicht gesprochen werden. Vielmehr gibt es bei Blutdruck, Cholesterin und (nicht gesondert dargestellt) Triglyzeriden einen recht breiten Wertebereich, in dem sich die Ärzte als Gruppe in ihrer Entscheidung erhöht/nicht erhöht trotz vorgegebener Orientierungshilfen inkonsistent verhalten. Das bedeutet, daß ein dem Patienten als "auffällig" mitgeteiltes Untersuchungsergebnis je nach Philosophie des beurteilenden Arztes von unterschiedlicher Bedeutung sein kann. Aus der Literatur ist bekannt (4), daß ein Entschluß, bei "erhöht" gefundenen Werten eine Behandlung oder Überwachung einzuleiten, ähnlich probabilistische Charakteristika aufweist.

Welche Einflußfaktoren auf das Urteil von Kassenärzten wirken, wäre noch genauer zu untersuchen. Der Stellenwert des EKG in einer Herz-Kreislauf-Früherkennungsuntersuchung muß sorgfältig überdacht werden. Zu deutlich ist die Diskrepanz zwischen dem Gewicht, das einem EKG-Befund für die ärztliche Urteilsfindung offensichtlich zukommt und dem geringen Einfluß, den das Fehlen dieser Information auf die Prävalenz der Beurteilung "koronare Herzerkrankung" hat.
Eine geringe positive Korrektheit der ersten Beurteilung verglichen mit der Nachuntersuchung bedarf allein schon wegen der dargestellten Ausschlußkriterien sehr vorsichtiger Interpretation, vor allem kann sie nicht allein als Inkonsistenz des ärztlichen Urteils aufgefaßt werden. Vielmehr reflektiert sie neben der denkbaren Rückbildung früherer Beschwerden auch die notwendige Korrektur falsch positiver Befunde nach einer zusätzlichen Verlaufsbeobachtung von drei Jahren. Die Fähigkeit zu einer solchen Korrektur ist zweifellos wünschenswert und besser als die Einstellung "einmal herzkrank - immer herzkrank". Die Zahl der mit einem Früherkennungsprogramm "entdeckten" Koronarerkrankungen ist nach diesen Befunden für ein solches Programm ein Erfolgskriterium von fraglichem Wert.
Eine geringe positive Korrektheit zeigt auch - und ist der Preis dafür -, daß die untersuchenden Ärzte eine hohe Sensitivität des Programms zu Lasten einer hohen Spezifität anstreben. Das mag den Intentionen der Programmplaner widersprechen. Man muß bei diesem speziellen Programm aber fragen, ob die Programmplaner selbst nicht

inkonsistente Richtlinien erstellt haben, wenn z.B. ein restriktiver Cholesteringrenzwert neben einem vergleichsweise relaxierten Beurteilungsvorschlag für den Blutdruckwert steht.
Generell muß man fragen, wie man bei Herz-Kreislauf-Früherkennungsprogrammen im kassenärztlichen Bereich über die Verwendung eines Standarddokumentationsbogens hinaus die für eine epidemiologische Auswertung der Daten und für eine reliable Klassifikation der Probanden unverzichtbare standardisierte Befunderhebung und Befundbeurteilung erreichen und durchhalten will - eine Aufgabe, die wegen der Vielfalt der angewandten Methoden weit schwieriger werden dürfte als bei gut definierten Einzelmaßnahmen, z.B. der Zytologie. Es reicht sicher nicht, Empfehlungen zu Methoden und Beurteilungen einmal zu veröffentlichen. Die hier vorgestellte Gegenüberstellung von Meßwerten und der daraus folgenden Beurteilung kann - periodisch an die Ärzte zurückgemeldet - zum Abgleich ihrer Beurteilungsmaßstäbe beitragen. Besser werden vereinbarte Beurteilungsrichtlinien aber auf dem Dokumentationsbogen kenntlich und damit hoffentlich wirksam gemacht.

Eine Bewertung der Effektivität von Herz-Kreislauf-Früherkennungs-Untersuchungen, für die mit diesem Programm eine Datenbasis kumuliert werden könnte, wird durch Änderungen im Design und durch den Verlust von Informationen über einen großen Teil gerade der Untersuchten, die mit der größten Wahrscheinlichkeit eine koronare Herzerkrankung haben, stark beeinträchtigt. Hier erscheint es aus epidemiologischer Sicht sinnvoll, auf die dargestellten Ausschlußkriterien ausdrücklich zu verzichten, damit eine uniforme Datenbasis für alle Probanden entstehen kann. Es wäre zu prüfen, ob die Krankenkassen unter Anwendung des § 223 RVO, der eine Auswertung der in Anspruch genommenen Leistungen gestattet, eine Beschreibung der nicht wieder zur Früherkennungsuntersuchung erschienenen Probandengruppe geben können. Damit wäre ein wichtiger Schritt hin zu einer Beurteilung der Effektivität von Herz-Kreislauf-Früherkennungsprogrammen getan.

Literatur:

1. Boßmann, A.
    Herz-Kreislauf-Früherkennungsuntersuchungen.
    Nieders. Ärztebl. H. 3: 61-64, 66-72 (1974).

2. Boßmann, A.
    Programm der Herz-Kreislauf-Früherkennungsuntersuchungen
    ab 1.7.1977 geändert.
    Nieders. Ärztebl. H. 12: 386 (1977).

3. Davidson, D.M.
    Letter to the editor: Diagnostic use of exercise stress testing.
    New Engl. J. Med. 301: 1237-1238 (1979).

4. Kasl, S.V.
    A social-psychological perspective on successful community
    control of high blood pressure: a review.
    J. Behav. Med. 1: 347-381 (1978).

5. Pflanz, M.
    Eine neue Phase der Herz-Kreislauf-Vorsorge.
    Nieders. Ärztebl. H. 12: 387-389 (1977).

6. Pflanz, M.
    Erläuterungen zur Herz-Kreislauf-Früherkennung.
    Nieders. Ärztebl. H. 12: 390-391 (1977).

7. Pflanz, M., Antilla, S. und Thienhaus-Grotjahn, M.
    Analyse und kritische Bestandsaufnahme von bisher in der Bundes-
    republik Deutschland durchgeführten Untersuchungen zur Früher-
    kennung von Herz- und Kreislaufkrankheiten.
    Hannover 1977.

8. Senftleben, H.U.
    Die Qualität ärztlicher Verrichtungen im ambulanten Versorgungs-
    bereich.
    Köln-Lövenich: Deutscher Ärzte-Verlag, 1980
    (Wiss. Reihe des Zentralinstituts für die kassenärztliche Ver-
    sorgung; Bd. 18).

QUALITÄTSSICHERUNG BEI KOLOREKTALEN SCREENINGTESTS

J. Michaelis

Institut für Medizinische Statistik und Dokumentation
der Universität Mainz

1. PROBLEMSTELLUNG

Am 1.1.1977 wurde in das Programm der Krebsvorsorgeuntersuchungen in der Bundesrepublik ein Test auf occultes Blut (makroskopisch nicht sichtbare Blutmengen) im Stuhl eingeführt, um die häufig vorkommenden Karzinome des Kolons und Rektums sowie deren Vorstufen (Polypen, Adenome) zu entdecken. Hierzu wurde bisher vorwiegend der sogenannte Hämocculttest verwendet, bei dem drei verschiedene Stuhlproben auf ein mit Guajakharz präpariertes Indikatorpapier aufgebracht werden. Dieser Test wurde in umfangreichen Feldstudien erprobt und hat eine gute Praktikabilität für Screeninguntersuchungen gezeigt (4,7 - 10). Vergleicht man die Ergebnisse verschiedener Feldstudien, so kann man annehmen, daß der Test eine Sensibilität von ca. 50 % und eine Spezifität von ca. 99 % besitzt.

Bei Einführung neuer Tests zur Vorsorgeuntersuchung wird man mindestens fordern müssen, daß diese Tests "gleich gut" sind. In der folgenden Untersuchung soll versucht werden zu spezifizieren, was in diesem Zusammenhang "gleich gut" bedeutet und wie man diese Qualität sicherstellen kann. Zur Qualitätssicherung sind u.a. sowohl in-vitro-Versuche und Produktionskontrollen erforderlich, wie auch die Erprobung der Anwendbarkeit in Feldstudien. Auf diesen letzten Aspekt möchte ich meine Ausführungen beschränken. Wesentliche Anregungen zu der Untersuchung stammen aus einer Sachverständigen-Kommision zur Überarbeitung des sogenannten "Kriterien-Katalogs" (12).

2. METHODISCHER ANSATZ DES VERGLEICHS IN FELDSTUDIEN

Da eine Vielzahl von Einflußgrößen das Ergebnis von Screeninguntersuchungen auf occultes Blut beeinflußt, müssen neue Verfahren in Feldstudien unter den Bedingungen, bei denen sie auch später zum Einsatz kommen sollen, erprobt werden. Ein Grundproblem derartiger Feldstudien besteht darin, daß man die wahre Prävalenz von Karzinomen und größeren Adenomen nur feststellen kann, wenn man alle Probanden einer aufwendigen Diagnostik, inklusive Rektoskopie und spezieller Röntgenverfahren, unterzieht. Dies wurde vereinzelt in der Vergangenheit durchgeführt (z.B. 8), ist jedoch für routinemäßige Studien zur Prüfung neuer Tests nicht praktikabel. Daher wird vorgeschlagen, Paralleluntersuchungen mit dem bekannten und dem neuen Testverfahren mit Material aus identischen Stuhlproben vorzunehmen. Hierbei muß sichergestellt werden, daß die Ablesung der Testergebnisse unabhängig vorgenommen wird, um eine Beeinflussung des Ablesenden auszuschalten.

Wie sind nun Ergebnisse derartiger Studien auszuwerten? Ein einfacher Häufigkeitsvergleich positiver Testergebnisse kann sicher nicht befriedigen, auch nicht eine personenbezogene Gegenüberstellung positiver und negativer Ergebnisse. Vielmehr müssen die Häufigkeit der richtig erkannten Erkrankten sowie die Belastungen von Gesunden durch falsch-positive Ergebnisse entscheidend mitberücksichtigt werden.

3. KONTROLLE DER SPEZIFITÄT

Da es bei dem vorgeschlagenen Typ von Feldstudien nicht möglich ist, alle Erkrankten zu entdecken, kann auch die Spezifität nicht direkt beobachtet werden. Man kann jedoch die mit beiden Tests beobachteten falsch-positiven Ergebnisse vergleichen. Wir schlagen hierzu den Einsatz des Mc Nemar-Tests vor, um zu erkennen, ob das neue Verfahren signifikant mehr falsch-positive Ergebnisse liefert (sh. Tab.1).

Tab.1: Ansatz des Mc Nemar Tests zum Häufigkeitsvergleich mit beiden Verfahren beobachteter falsch positiver Befunde

		Neuer Test	
		+	−
Hämoccult	+	a	n_1
Test	−	n_2	−−

$$Ho : \frac{n_1}{n_2} = 0.5$$

Während es ein allgemeines Prinzip von Screeninguntersuchungen ist, die Zahl der Falsch-Positiven möglichst niedrig zu halten, um unnötige Folgekosten zu vermeiden und Gesunde nicht durch eine aufwendige Diagnostik zu belasten, muß man sich dennoch stets genau überlegen, wieviel Falsch-Positive zusätzlich in Kauf genommen werden können, wenn man dadurch auch zusätzlich Kranke entdeckt.

Hierzu habe ich modellmäßig einige Kostenaspekte betrachtet und in Tab. 2 zusammengestellt. In eine Mischkalkulation kann man die Kosten pro Vorsorgetest mit ca. 12,- DM ansetzen (ein eher niedrig gegriffener Wert), die Kosten für die Anschlußuntersuchungen bei positivem Screeningbefund mit ca. 200,- DM pro Person. In Abhängigkeit von der Prävalenz ergeben sich nun sehr interessante Ergebnisse: Bei einer Prävalenz von 1 % kostet jeder erkannte Zielfall (Karzinom oder Adenom) 3.000,- DM, würde bei einem empfindlicheren Test die Positivitätsrate auf das Doppelte ansteigen, wären die Kosten pro Zielfall immer noch identisch, wenn nur ein Zielfall mehr entdeckt würde.

Tab.2: Modell möglicher Test-Ergebnisse beim Screening von 1000 Personen

Präval. Ca u. Ad. (%)	H.T. +	N.T. +	Entd. Ca u. Ad.	SE (%)	SP (%)	PV (%)	Kosten pro entd. Ca u. Ad.	Kosten insgesamt
1	15	15	5	50	99	33	3.000,-	15.000,-
		20	5 6	50 60	98 98	25 30	3.200,- 2.667,-	16.000,-
		30	6	60	98	20	3.000,-	18.000,-
2	20	20	10	50	99	50	1.600,-	16.000,-
		30	11 12	55 60	98 98	37 40	1.636,- 1.500,-	18.000,-
		40	12 13	60 65	97 97	30 33	1.667,- 1.538,-	20.000,-
3	25	25	15	50	99	60	1.133,-	17.000,-
		35	16 17	53 57	98 98	46 49	1.187,- 1.117,-	19.000,-
		50	19 20	63 67	97 97	38 40	1.158,- 1.100,-	22.000,-
4	30	30	20	50	99	67	900,-	18.000,-
		40	22 23	55 58	98 98	55 58	909,- 869,-	20.000,-
		60	26 27	65 68	96 97	43 45	923,- 889,-	24.000,-
5	35	35	25	50	99	71	760,-	19.000,-
		50	28 29	56 58	98 98	56 58	786,- 759,-	22.000,-
		70	34 35	68 70	96 96	49 50	764,- 743,-	26.000,-

H.T. = Hämoccult Test, N.T. = Neuer Test, Se = Sensitivität, SP = Spezifität, PV = Vorhersagewert (Predictive value)

Bei einer Prävalenz von 5 % kostet die Erkennung eines Zielfalls mit dem Hämocculttest nur noch 760,- DM. Auch hier kann ein Absinken der Spezifität eines neuen
Tests auf 96 % mit einer Verdoppelung der positiven Testergebnisse noch im Durchschnitt die Entdeckung eines Testfalles verbilligen, wenn die Sensitivität auf
70 % ansteigt.

Die Kostenuntersuchung wurde in diesem Modell bewußt einfach gehalten und nicht
z.B. auf weitergehende Kostenbetrachtungen über gewonnene Lebensjahre und vermie-
dene schwere Krebsoperationen ausgedehnt.

In den genannten Beispielen wird der Mc Nemar-Test jeweils einen signifikanten
Anstieg der falsch-positiven Testergebnisse anzeigen.

4. KONTROLLE DER SENSITIVITÄT

Bei der Einführung eines neuen Tests muß neben einem nicht vertretbaren Abfall der
Spezifität ebenso die Sensivität kontrolliert werden.

Hierzu schlagen wir formal einen gleichartigen Ansatz des Mc Nemar-Tests vor wie
bei dem Vergleich der Falsch-Positiven (Tab. 3). Diesmal beschränkt sich der Einsatz des Tests lediglich auf den Häufigkeitsvergleich der Zielfälle, die mit mindestens einem der beiden Verfahren entdeckt wurden.

Tab.3: Ansatz des Mc Nemar-Tests zum Häufigkeitsvergleich für die mit
beiden Verfahren entdeckten Karzinome und Adenome

	Neuer Test	
	+	-
Hämoccult +	a	n_1
Test −	n_2	--

$$p_1 = \frac{n_1}{n_1 + n_2} \qquad p_2 = \frac{n_2}{n_1 + n_2}$$

$$H_o : p_1 = p_2 = 0.5 \; ; \; H_1 : p_2 < p_1$$

Im Gegensatz zum Vergleich der Spezifität, bei dem der Mc Nemar-Test, wie gezeigt,
gelegentlich zu empfindlich sein kann, gewinnt beim Sensitivitätsvergleich eher
die Gütebetrachtung in anderer Richtung an Gewicht, weil natürlich vermieden werden soll, daß z.B. bei gleicher Spezifität die Erkennung von Zielfällen wesentlich abnimmt. Gütebetrachtungen sind in diesem Fall deshalb schwierig, weil sie
eine Annahme über die Häufigkeit der diskrepanten Untersuchungsergebnisse erfordern. Für die in Tab. 4 und 5 dargestellten Güteberechnungen habe ich unterstellt,
daß die Häufigkeit der diskrepanten Untersuchungsergebnisse in der Größenordnung
der entdeckten Zielfälle liegt. Dies dürfte der praktisch interessierende ungün-

stigste Bereich sein; die theoretisch denkbare Konstellation, daß von allen Entdeckten die Hälfte mit dem einen und die Hälfte mit dem anderen Testverfahren entdeckt wird, scheidet bei der bekannten Sensitivität des Hämoccultests praktisch aus, weil die Tests auf dem Nachweis von Blut beruhen und ein Teil der Karzinome und Adenome gelegentlich nicht oder in nicht nachweisbarem Ausmaß blutet.

Tab.4: Erkennung von Sensitivitätsunterschieden in Feldstudien mit n=2000

Prävalenz	Werte für p_2	$1 - \beta$	$1 - \beta$ für $H_1 : \frac{p_1}{p_2} \approx 2$
1 %	0,25	0,53	0,30
2 %	0,25	0,79	0,48
3 %	0,25	0,89	0,58
4 %	0,30	0,81	0,66
5 %	0,30	0,92	0,80

Mc Nemar Test, einseitig, $\alpha = 0,05$

Tab.5: Erkennung von Sensibilitätsunterschieden in Feldstudien mit n=5000

Prävalenz	Werte für p_2	$1 - \beta$	$1 - \beta$ für $H_1 = \frac{p_1}{p_2} = 2$
1 %	0,30	0,68	0,54
2 %	0,30	0,92	0,80
3 %	0,35	0,83	0,89
4 %	0,35	0,91	0,96
5 %	0,40	0,68	0,98

Mc Nemar Test, einseitig, $\alpha = 0,05$

Den Tabellen ist zu entnehmen, daß bei einer Prävalenz von 1 % nur die Hälfte aller Felduntersuchungen mit 2.000 Probanden ein signifikantes Ergebnis liefern würde, wenn nur ein Viertel aller diskordanten Ergebnisse bei den Zielfällen mit dem neuen Test erkannt würde. Bei einer Prävalenz von 3 % würde dies immerhin in 90 % derartiger Studien erkannt. Bei 90 % von Feldstudien mit 5.000 Fällen würde ein Verhältnis von 2 : 1 der diskordanterkannten Zielfälle als signifikanter Unterschied erkannt, wenn die Prävalenz 3 % beträgt.

DISKUSSION UND SCHLUSSFOLGERUNGEN

Die Planung einer wirkungsvollen Qualitätssicherung für kolorektale Screeningtests durch Feldstudien bereitet erhebliche methodische Schwierigkeiten.

Wenn auch der Hämoccullttest bereits in sehr umfangreichen Studien untersucht wurde, schwanken die Angaben über die Häufigkeit entdeckter Zielfälle erheblich. Dies dürfte z.T. auf den unterschiedlichen Einsatz des Tests (mit oder ohne vorausgehende Diät), auf regional unterschiedliche Ernährungsgewohnheiten (1) sowie auf unterschiedliche Prävalenzraten zurückzuführen sein. Da sich dieser Test jedoch prinzipiell bei Vorsorgeuntersuchungen gut bewährt hat und in Deutschland allgemein eingeführt ist, erscheint es für eine Qualitätssicherung angemessen, neue Testverfahren mit diesem Standardverfahren zu vergleichen. Aus Praktikabilitätsgründen kommen für Feldstudien hierzu lediglich Paralleluntersuchungen des alten und des neuen Tests in Betracht. Wenn auch damit Sensitivität und Spezifität als entscheidende Parameter für einen Screeningtest nicht ermittelt werden können, sind indirekte Vergleiche dieser Parameter möglich und aussagefähig.

Unsere Untersuchungen zeigen, daß derartige Vergleiche deutlich von der Prävalenz der Zielfälle abhängig sind. Dadurch wird eine Formalisierung der Qualitätssicherung erschwert, insbesondere auch, wenn man berücksichtigt, daß die Prävalenz z.B. nicht nur stark altersabhängig ist, sondern sich auch durch systematische Vorsorgeuntersuchungen ändern kann.

Berücksichtigt man die verfügbaren Informationen über die Effektivität kolorektaler Vorsorgeuntersuchungen und die praktisch akzeptierten Kosten für das z.Z. praktizierte Vorgehen, so erscheint folgendes Vorgehen bei der Durchführung und Auswertung von Feldstudien zur Qualitätssicherung vor der Einführung neuer Tests auf occultes Blut praktikabel und empfehlenswert:

1. Unabhängige parallele Untersuchung mit beiden Untersuchungsverfahren an mindestens 2.000, besser 5.000 Personen.

2. Zurückweisung des neuen Verfahrens, wenn signifikant weniger Zielfälle erkannt werden (einseitiger Mc Nemar-Test bei Vergleich der mit beiden Suchtests gefundenen Karzinome und Adenome; $\alpha = 0{,}05$).

3. Zurückweisung des neuen Verfahrens, wenn signifikant mehr falsch-positive Untersuchungsergebnisse beobachtet werden, die nicht durch eine entsprechende Steigerung der Sensitivität ausgeglichen werden (einseitiger Mc Nemar-Test für den Häufigkeitsvergleich der mit den beiden Testverfahren bewirkten falsch-positiven Befunde; $\alpha = 0{,}05$).

Grundsätzlich sollte darüber hinaus auch die Möglichkeit einer Qualitätsverbesserung betrachtet werden. Hierzu könnte man zweistufig vorgehen: Wenn in einer ersten Feldstudie ein neuer Test als dem Hämoccullttest überlegen erscheint, könnte dieser in einer zweiten Studie an dem neuen Test als Standard nach denselben Kriterien beurteilt werden, die zuvor aufgestellt wurden.

LITERATUR:

1. BASSETT, M.L., GOULSTON, K.J.
   False positive and negative hamoccult reactions on a normal diet and effect of diet restriction.
   Aust. N.Z.J.Med. 10, 1 - 4 (1980)

2. COHEN, J.
   Statistical power analysis for the behavioural scienes
   Academic Press, New York, San Francisco, London 1977

3. FRÜHMORGEN, P.
   Okkultes Blut im Stuhl
   Dtsch. Med. Wschr. 101, 872-873 (1976)

4. GNAUCK, R.
   Okkultes Blut im Stuhl als Suchtest nach kolorektalem Krebs und präkanzerösen Polypen.
   Gastroent. 12, 239 - 250 (1974)

5. GNAUCK, R.
   Dickdarmkarzinom-Screening mit Haemoccult
   Leber, Magen Darm 7, 32-35 (1977)

6. GNAUCK, R., THOMAS, L.
   Haemoscreen im Vergleich mit Haemoccult als Suchtest auf kolorektalen Krebs.
   Dtsch. Med. Wschr. 105, 1643 - 1646 (1980)

7. SCHEWE, S., FEIFEL, G., HELDWEIN, W., WEINZIERL, M., WOLF, W., BOLTE, H.D., KONRAD, E.
   Sensitivität der Haemoccult-Tests bei kolorektalen Tumoren
   Dtsch. Med.Wschr. 104, 253-256 (1979)

8. SCHÜLER, H.O., BRAUNGARDT, H.
   Kontrollierte Studie zur Aussagekraft des Tests auf okkultes Blut im Stuhl
   Münch. Med. Wschr. 121, 1465-1468 (1977)

9. SCHWARZ, F.W., HOLSTEIN, H., BRECHT, J.G.
   Kolorektale Krebsfrüherkennung mittels Nachweis von okkultem Blut im Stuhl- erste Ergebnisse
   Dtsch. Ärztebl. 77, 1223-1228 (1979)

10. WINAWER, S.J., ANDREWS, M., FLEHINGER, B., SHERLOCK, P., SCHOTTENFELD, D., MILLER, D.G.
    Progress report on controlled trial of fecal occult blood testing for the detection of colorectal neoplasia
    Cancer 45, 2959-2964 (1980)

11. WINAWER, S.J., SCHOTTENFELD, D., SHERLOCK, P. (eds.)
    Coloretal Cancer: Prevention, epidemiology and screening
    Progress in Cancer Res. Ther. 13
    Raven Press, New York 1980

12. Kassenärztliche Bundesvereinigung:
    Kriterienkatalog zu Abschnitt D der Richtlinien über die Früherkennung von Krebserkrankungen
    Köln, 1979

PROBLEME DER QUALITÄTSSICHERUNG IM KRANKHEITSFRÜHERKENNUNGSPROGRAMM FÜR KINDER

E. Schmidt

Kinderklinik B der Universitäts-Kinderklinik
Düsseldorf

Das Krankheitsfrüherkennungsprogramm für Kinder ist ein wesentlicher Bestandteil der raschen Schwerpunktverlagerung von der kurativen zur prä**ventiven** Pädiatrie. Obwohl das System etwa 10 Jahre alt ist, hat es die Phase der Kinderkrankheiten noch nicht überwunden.

Bei dem Krankheitsfrüherkennungsprogramm für Kinder handelt es sich um 8 komplexe Früherkennungsuntersuchungen in den ersten 4 Lebensjahren, von denen 6 im ersten Lebensjahr abgewickelt werden. Jeder approbierte Arzt hat das Recht die Untersuchung durchzuführen.

Die Möglichkeiten zur Qualitätssicherung innerhalb dieses Programms stehen noch ganz am Anfang. Die letzten Jahre haben deutlich werden lassen, daß das Programm sowohl im Hinblick auf seine
- Struktur, also z.B. seine Organisationsform, als auch auf seine
- Prozesse, als auch auf
- die Kontrolle des "Outcome" einer Qualitätskontrolle noch schwer zugänglich ist. Wichtige Ansätze sind zweifellos unternommen worden. [4]

Im folgenden seien die Probleme aus der Sicht des Klinikers aufgezeigt. Betrachten wir die Strukturprobleme, so drängen sich zunächst zwei Punkte auf:

1. Der Ausbildungsgrad der Ausübenden ist überaus divergierend. Einmal sind es erfahrene Kinderärzte, für die der Screening-Charakter der geforderten Untersuchungen ausreichen müßte, um Früherkennung erfolgreich zu betreiben. Zum anderen sind es Ärzte für Allgemeinmedizin, deren Ausbildungsgrad für diese Fragen unzureichend sein kann. Im Katalog pädiatrischer Examensfragen sind nur 16 von 600 der pädiatrischen Früherkennung gewidmet [2]. In Kinderkliniken fehlt geeignetes Krankengut für die Erlernung von Früherkennungstechniken. Während in skandinavischen Ländern mit gut funktionierenden Vorsorgesystemen Medizinstudenten bis zur Hälfte ihrer praktischen Ausbildung in Vorsorgezentren verbringen, die es allerdings in dieser Form in der BRD nicht gibt, werden unsere Studenten mit dem zur

Erlernung der Früherkennungstechniken nötigen Beobachtungsgut höchstens in einer Wahlfamulatur kurzfristig konfrontiert.

2. Die Organisationsform der Abrechnung über die Kassenärztliche Vereinigung bringt den Nachteil mit sich, daß zumindest ein Teil der Privatpatienten der Erfassung entgehen, da deren Bögen nicht über die KV abgerechnet werden. Hinzu kommt, daß auch zumindest noch bis vor kurzem das Krankengut einer ganzen Reihe von Universitätskliniken aus abrechnungstechnischen Gründen der Erfassung entging. Zieht man außerdem in Betracht, daß im Verlauf des Vorsorgeprogramms im wesentlichen die unteren und untersten Sozialschichten aus der Teilnahme herausfallen [1] - dies ist kein Strukturproblem des Früherkennungsprogramms - so kann nur festgestellt werden, daß gefundene Krankheitshäufigkeiten sich jeweils auf ein Beobachtungsgut beziehen, in dem begünstigte Sozialschichten, ein Teil des Patientengutes von Universitätskliniken und vor allem jenseits des ersten Lebensjahres auch die untersten Sozialschichten nicht oder nur in beschränktem Maße enthalten sind. Es besteht jedoch kein Zweifel, daß die Beteiligung an den Früherkennungsuntersuchungen auch in den unteren Sozialschichten von Jahr zu Jahr zunimmt.

Dies soll nicht bedeuten, daß das Abrechnungssystem über die KV nicht die Ursache für eine hohe Wiederfindungsquote der Befunde wäre. Die Kopplung der Erfassung von Früherkennungsmaßnahmen mit der Abrechnung stellt eher einen unschätzbaren Vorteil dar.

Bei der Betrachtung der Untersuchungsprozesse ist festzuhalten, daß das Früherkennungsprogramm für Kinder als Screening-Verfahren gedacht ist.
Es umfaßt
- biochemische bzw. mikrobiologische,
- klinische und
- anamnestische

Screening-Verfahren.

Von diesen drei Verfahren ist das biochemische oder mikrobiologische am einfachsten zu überwachen. Hier entstehen die geringsten Probleme in der Wiederfindung von Krankheitshäufigkeiten (GUTHRIE-Test). Die gelegentlich beobachteten verzögerten Registrierdaten sind wahrscheinlich organisationstechnischen Faktoren anzulasten [4].

Das klinische Screening ist nun aus verschiedenen Gründen mit einem
noch relativ hohen Grad von Ungenauigkeit behaftet und stellt das Kernproblem für den Ansatz einer Qualitätskontrolle dar.

Diese Ungenauigkeit wird bestimmt durch die Tatsache,
- daß das Procedere für viele klinische Screening-Verfahren uneinheitlich ist,
- daß das klinische Screening keine endgültigen Diagnosen herbeiführen kann und deshalb für den Arzt die Festlegung auf eine Diagnose einfach von vornherein noch problematisch ist,
- daß viele klinische Symptome flüchtiger Natur sind und bei der nächsten Untersuchung nicht mehr nachweisbar sein können [3],
- daß einzelne Krankheitsbilder nicht in einheitlicher Form definiert sind.

Aus diesen Unsicherheiten resultiert das beträchtliche Maß an Überdiagnosen im Bereich von Krankheiten, welche
- der Definition nach unsicher und unscharf abgegrenzt sind und außerdem
- ein hohes juristisches Risiko für den Arzt bei Nichterkennen beinhalten. Hierzu gehören in erster Linie die Störungen der Hüftentwicklung sowie neurologische Auffälligkeiten.

Noch problematischer als das klinische Screening ist das Screening nach anamnestischen Daten. Es gibt vielfältige Literatur, die sich mit der Auswirkung bestimmter Risikofaktoren in Schwangerschaft und unter der Geburt auf die kindliche Entwicklung befassen. So konnte z.B. in der Düsseldorfer Früherkennungsstudie 1976 [3] gezeigt werden, daß die Apgarnote unter 7 nach 1 Minute ein sechsfach erhöhtes Risiko für die Erkrankung an cerebralen Bewegungsstörungen beinhaltet. Für viele dieser Faktoren sind genaue Zahlen nicht verfügbar. Auch ist die Dokumentation in den Vorsorgeheften nicht geeignet, einzelne Risiken definiert aufzuführen. Über die Frage, welche Faktoren als Risikofaktoren anzuerkennen sind, herrscht ebenfalls noch keine volle Einigkeit, wenn auch die Münchener Perinatalstudie hier sehr wesentliche Erkenntnisse geliefert hat. Diese schlagen sich jedoch in dem pädiatrischen Früherkennungsprogramm noch unzureichend nieder.

Ein noch immer diskutiertes Problem innerhalb des Procedere stellt die Dokumentation dar.

Hier sind beim Übergang vom blauen auf das gelbe Vorsorgeheft 1977 ganz wesentliche Mängel überwunden worden. Die Probleme werden eher durch die ausfüllenden Ärzte verursacht, die, teils im Bewußtsein der Flüchtigkeit gewisser Symptome, eher nicht auswertbare Klartext-Diagnosen einsetzen, als sich auf eine endgültige Schlüsseldiagnose festzulegen, die durchaus beim nächsten Besuch wieder aufgehoben werden könnte. Eine Qualitätssicherung aufgrund der derzeit üblichen Handhabung der Dokumentation dürfte von daher noch erhebliche Probleme aufwerfen.

Über den "Outcome" des Früherkennungsprogramms gibt es nur Untersuchungen über Krankheitshäufigkeiten, die an verschiedenen Stellen publiziert worden sind [4,5]. Dabei ist evident, daß Krankheitshäufigkeiten um so sicherer dem Erwartungswert entsprechen, je präziser das klinische Screening-Symptom ausfällt. So entspricht die Wiederfindung von angeborenen Herzfehlern in etwa dem Erwartungswert. Erhebliche Überdiagnosen betreffen Hüftgelenksanomalien und neurologische Störungen [3].

In die Analyse des "Outcome" ist sicher auch nicht nur die Treffsicherheit der klinischen Screeningmaßnahmen einzubeziehen, sondern auch die weiterführenden diagnostischen Maßnahmen, die zum Ausschluß oder zur Aufdeckung eines Krankheitsbildes führen. Am Beispiel der Hüftgelenksdysplasien konnte gezeigt werden, daß zur Aufdeckung _eines_ positiven Falles ca. 50 hüftgesunde Kinder geröngt werden [3]. Untersuchungen sollten klären, ob ein solcher diagnostischer Aufwand gerechtfertigt ist. Dies umsomehr, als in der Düsseldorfer Untersuchung eine von vier Hüftgelenkserkrankungen trotz dieses großen Aufwandes übersehen worden war. Schon unter dem Kostennutzen-Gesichtspunkt sollte das Problem des diagnostischen Aufwandes im Rahmen der Früherkennungsprogramme angegangen werden.

Anders verhält es sich mit der Überdiagnostik und mit Sicherheit auch Übertherapie der neurologischen Störungen im Kindesalter. Sie ergibt sich einmal aus der Unsicherheit der Diagnose, aus der großen Streubreite der Normalbefunde und aus der häufig voreilig eingesetzten Therapie, durch welche die Diagnose zunächst einmal festgeschrieben ist. Es hat sich nämlich gezeigt [3], daß eine große Zahl neurologischer Störungen bereits bei der folgenden Früherkennungsuntersuchung auch ohne Therapie wieder verschwunden ist.

Störungen der _Sinnesorgane_ werden andererseits im Beobachtungsgut unseres Früherkennungsprogrammes für Kinder selten und nicht richtig erfaßt [4,5]. Zu Störungen der psychosozialen Entwicklung ist ein geeignetes Screening noch nicht hinreichend für das Früherkennungsprogramm ausgearbeitet.

Fassen wir an dieser Stelle zusammen:

Sowohl im Bereich der <u>Organisationsform</u>, also der <u>Struktur</u>, als auch bei den <u>Vorgehensweisen</u>, als auch beim "Outcome" gibt es jeweils eine ganze Reihe von Ansatzpunkten, mit denen sich eine Qualitätskontrolle auseinandersetzen müßte. Die meisten von ihnen sind zu diesem Zeitpunkt noch äußerst problematisch.

Sie betreffen in der Organisation die
- Ausbildung zur Durchführung der Früherkennungsuntersuchungen sowie
- den Erfassungsmodus, bei dem es bedenkliche Lücken gibt. Diese sind nicht einmal zu verwechseln mit der Beteiligung der Bevölkerung, die aus anderen Gründen recht unzureichend ist.

Im Procedere sind die klinischen <u>Screeningmethoden</u> problematisch, einmal im Bezug auf
- ihre Beschränkung auf das Screening,
- zum zweiten durch ihre wenig bekannte Treffsicherheit und die daraus resultierenden Überdiagnosen sowie
- den beträchtlichen diagnostischen Zusatzaufwand.

Last not least sind die Mängel der <u>Dokumentation</u> - vorwiegend zu Lasten der ausführenden Ärzte - ein schweres Handicap für jeglichen Ansatz zur Qualitätskontrolle.

"Outcome" kann zunächst nur an der Wiederfindung von Krankheitshäufigkeiten gemessen werden. Die Probleme sind aufs engste mit den Handicaps des Procedere verknüpft. Inwieweit die gefundene Übereinstimmung mit französischen Daten [5], die auf ganz andere Weise gewonnen wurden, ermutigend ist, sei dahingestellt. Vergleichbare Populationen könnten hier vielleicht andere Ergebnisse erbringen.

Was wäre zu tun, um die Qualität dieses von allen Kinderärzten so begrüßten Früherkennungsprogrammes zu verbessern?

1. Zum Ausbildungsgrad: Die Verantwortung liegt bei der Ärzteschaft. Weiterbildungsprogramme werden zumindest im Rahmen der Kinderheilkunde überregional und regional reichlich angeboten. Wie weit das auch im Rahmen der Allgemeinmedizin stattfindet, entzieht sich meiner Kenntnis. Es ist erkennbar, daß in den vergangenen Jahren ein

erheblicher Kenntniszuwachs unter den mit der Früherkennung befaßten Kinderärzten zu verzeichnen ist.

2. Koppelung der Erfassung an die Abrechnung über die KV.
Hierbei müßten neue Gedanken entwickelt werden, um den Ausfall eines nicht unbeträchtlichen Beobachtungsgutes zu vermeiden.

Eine mangelhafte allgemeine Beteiligung vor allem nach dem ersten Lebensjahr, ist ein soziales Problem und seine Lösung eine sozialpolitische Aufgabe, die hier nicht weiter angesprochen werden soll.

3. Verbesserung der Screeningmethoden: Hier wird viel getan im Rahmen der Fortbildung, auch durch Informationsschriften. Untersuchungen sind nötig über die Treffsicherheit einzelner klinischer Methoden und den vertretbaren diagnostischen Zusatzaufwand. Im Hinblick auf die anamnestischen Risiken sollte eine etwas detailliertere Dokumentation im Vorsorgeheft erhoben werden.

An eine Bewertung der klinischen Screeningmethoden sowie an die Analyse des Einsatzes der sogen. weiterführenden Maßnahmen zur diagnostischen Klärung oder gar von spezifischer Therapie und ihrem Erfolg ist zum jetzigen Zeitpunkt nur im Rahmen einer hinreichend groß angelegten prospektiven klinischen Studie zu denken. Ansätze hierzu hat es in Düsseldorf und Bremen gegeben, sie haben jedoch nicht viel weiter gereicht, als die Probleme selbst aufzuzeigen, und zumindest die Düsseldorfer Studie war nicht breit genug angelegt, um diese Fragen zu klären.

Erstrebenswertes Fernziel ist die <u>Qualitätssicherung der Arbeit des einzelnen Arztes</u>. Sie ist im Rahmen des Programmes, wie es heute existiert, einfach noch nicht möglich. Auch hier ist das erstrebenswerte Ziel die anonyme freiwillige Beteiligung des einzelnen Arztes an der Überwachung seiner Leistung im Früherkennungsbereich, indem ihm am Ende eines jeden Jahres ein Ausdruck seines über die KV abgerechneten Beobachtungsgutes zur Verfügung gestellt wird.

Zusammenfassend ergibt sich, daß vielfältige Probleme einer Qualitätssicherung im Rahmen des Früherkennungsprogrammes für Kinder entgegenstehen. Die Pädiatrie sieht in diesem Früherkennungsprogramm einen ganz wesentlichen Fortschritt. Kosten- und personalaufwendige klinische prospektive Studien werden kaum zu umgehen sein, um die Qualität der Untersuchungsprozesse zu verbessern. Der ständigen Analyse der Krankheitshäufigkeiten kommt hier eine wesentliche, ergänzende Monitorfunktion zu.

Die Qualitätssicherung hat also multiple Ansätze, sie müssen genutzt werden, nicht zuletzt im Blick auf die mutmaßlich vermeidbaren hohen Kosten, mit denen das Programm z.Z. noch belastet ist.

Literatur:

1. Collatz, J.; Malzahn, P.; Schmidt, E.: Erreichen die gesetzlichen Früherkennungsuntersuchungen für Säuglinge und Kleinkinder ihre Zielgruppen?
   Öff. Gesundh. Wes. 41:178-246 (1979)
2. Harnack, G.A. von: Examensfragen Kinderheilkunde.
   Springer, Berlin 1978
3. Schmidt, E.; Rohde, J.J.; Collatz, J.; Betzner, G.; Hecker, H.: Ursachen der hohen Nachsterblichkeit der Säuglinge in der BRD.
   Mütter- und Säuglingssterblichkeit.
   Schriftenreihe des Bundesministers für Jugend, Familie und Gesundheit Band 67,
   Kohlhammer, Stuttgart 1978
4. Schwartz, F.W.: Zur Qualität und diagnostischen Effektivität des Kinderscreenings in der Bundesrepublik.
   Kinderarzt 10:1400-1405 (1980)
5. Wynn, M.; Wynn, A.: Some Developments in Child Health Care in Europe
   Royal Soc. Hlth. J. 99:259 ff (1979)

SCHWACHSTELLEN DER QUALITÄTSSICHERUNG
IM SCHULÄRZTLICHEN SCREENING -
10 JAHRE ERFAHRUNGEN IN DER ZENTRALEN
AUSWERTUNG DER UNTERSUCHUNGEN

G. Sassen, C. Schimke, W. Gerdel

Institut für Dokumentation und Information über
Sozialmedizin und öffentliches Gesundheitswesen
Bielefeld

Nach den gesetzlichen Bestimmungen des Vereinheitlichungsgesetzes des Gesundheitswesens von 1934, seinen Rechtsverordnungen und den Schulverwaltungsgesetzen der verschiedenen Bundesländer soll der Schularzt in der Verantwortung des Gesundheitsamtes

1. ein Urteil zur ärztlichen Schultauglichkeit des Kindes abgeben und

2. mit seiner Arbeit die Voraussetzungen für die Beurteilung des Gesundheitszustandes eines Jahrganges liefern.

Ersteres erwächst aus der Fürsorgepflicht des Staates seinen jungen Bürgern gegenüber, denen er eine unphysiologische Lebensweise auferlegt. Deshalb soll möglichen Gesundheitsschäden vorgebeugt werden. Daß dabei etwa angetroffene manifeste Gesundheitsschäden der Behandlung zugeführt werden, entspricht allgemeiner ärztlicher Ethik.

Das Zweite ist Voraussetzung für einschlägige örtliche und überörtliche gesundheitspolitische Maßnahmen.

Systemstruktur
In Folge der Organisationshoheit der Kommunen, denen die Gesundheitsämter dienstaufsichtsmäßig unterstehen, ist praktisch keine Einwirkung auf die personelle Besetzung möglich. Dagegen kann die bei den Ministerien angesiedelte Fachaufsicht Vorgaben für die ärztliche Arbeit machen. Unter diesen Voraussetzungen unternahm es NACKE 1965, mit Unterstützung des Landes Nordrhein-Westfalen mit Schulärzten, Fachärzten und Klinikern einschlägiger Fächer sowie medizinischen Informatikern ein System zu entwickeln, das diesen Ansprüchen gerecht wird. Dabei

entstand zunächst ein

STANDARDKATALOG,

in dem die Befunde festgelegt sind, auf die hin untersucht werden soll.
Gleichzeitig wurden die möglichen Maßnahmen festgelegt.

Die herkömmliche Schulkarteikarte wurde so neu aufgearbeitet, daß
Anamnese-Angaben von einem eigens dazu entwickelten Fragebogen an die
Eltern arbeitssparend auf die neuen Karten übernommen werden können.
Außerdem enthält sie sogenannte Datenbänder (Abb. 1), auf denen die an-
getroffenen Befunde und die ergriffenen Maßnahmen markiert werden kön-
nen. Diese Datenbänder bleiben in der Durchschrift an der Karteikarte.
Das Original geht zur zentralen Auswertung an das idis.

Geb. ⊠			Größe		m	Gewicht		kg							U4				
Sehtafel	10	Rodatest	11	Schielen	12	Farbsinnstg.	13	Flüstenspr	14	Audiometrie	15	Adenoide	16	LKG-Spalten	17	Path. Tonsillen	18	Zähne Kiefer	19
Struma	20	Angiokardiop	21	Sonst Kardiop	22	Angeb. Herzf	23	Kreislaufstrg	24	Bronchitis	25	Asthma	26		27	Bauchwandbr	28	Fluor	29	80 85 90 95
Thoraxverb	30	Kyphose	31	Skoliose	32	Haltungsschw	33	Haltungsverf	34	Hüftschaden	35	X-O-Beine	36	Fußschaden	37		38	Fehlbildungen	39	81 86 91 96
Fettsucht	40	Minderwuchs	41	Diab. mell	42		43		44	Ekzemkind	45	Sonst. Hautkh	46	Harnbakterien	47	Harnzucker	48	Harneiweiß	49	82 87 92 97
Verh Strg	50	ZNS-Verdacht	51	Sprachstörung	52	Krampfkind	53	Linkshänder	54	ZNS. nachgew	55	Sinnesbehind.	56	Frühentw	57	Körperbehind	58	Spätentw	59	83 88 93 98
In Behandlung	60	Arztüberweisg	61	Verbot-Sport	62	Sonderturnen	63	Spez Fürsorge	64	Heilkur	65	Err Beratung	66	Zur. med Ind	67	Zur Unreife	68	Zur Alter	69	84 89 94 99

Abb. 1: Datenband mit Standardkatalog der Befundarten und
       Maßnahmen; idis 1980

Um die Vergleichbarkeit der Befunderhebungen zu sichern, mußten die
Untersuchungsverfahren operationalisiert werden, d. h. alle Bedingungs-
elemente, die die Schlußentscheidung "Befund liegt vor" bzw. "Befund
liegt nicht vor" bestimmen, liegen in Form einer Gebrauchsanweisung so
eindeutig beschrieben vor, daß eine empirische Entscheidung für jedes
einzelne Element getroffen werden kann. Diese Operationalisierung wurde
von den Definitionsgruppen in epidemiologischer Hinsicht sozusagen aus
dem Stand heraus entwickelt. Screening-Befundarten aber sind nicht einfach Diagnosen oder Symptome im herkömmlichen Sinne. Zum Teil stellen
sie Indikatoren für Komplexe von Krankheiten unterschiedlichster Genese
dar, die gegebenenfalls auch unterschiedlicher Therapie bedürfen. So
wird zum Beispiel nicht nach der Ursache der Kyphose gefragt, sondern
im Screening schlicht nach ihrem Vorhandensein. Oder es läßt sich ein
spezieller Screening-Befund schaffen, der zwar nosologisch keine Ein-
heit ist, jedoch eine Nachuntersuchung und therapeutische Maßnahmen er-
zwingt, zum Beispiel Haltungsschwäche (Abb. 2).

HALTUNGSSCHWÄCHE (s)

Definition

o Kinder,
o bei denen beim Vorhalten der gestreckten Arme
o sofort oder innerhalb von 30 Sekunden
o infolge Rückverlagerung des Oberkörpers
o und/oder Vorverlagerung des Beckens
o das Lot vom Scheitelpunkt der Kyphose
o das Gesäß nicht tangiert.

Abb. 2: Operationaler Befund "Haltungsschwäche"
aus "Arbeitsrichtlinien" (a.a.o.)

Das ganze Verfahren ist in Arbeitsrichtlinien beschrieben, die jedem Schularzt ausgehändigt werden.

Fragen wir nach <u>Schwachstellen</u> dieser Standardliste. Die Praxis lehrt, daß manche Kollegen andere Dinge zusätzlich untersuchen möchten. Diesem Wunsch ist durch eine Anzahl freier Felder im Datenband Rechnung getragen worden, die sie für weitere eigene Erhebungen benutzen können. Sie werden als Häufigkeiten mit ausgewertet.

Da ferner die materiellen und personellen Strukturen in den Gesundheitsämtern unterschiedlich sind, wurde den einzelnen Ämtern die Untersuchung nur einer Auswahl von Befund-Items gestattet. Bedingung wurde, daß der verkürzte Katalog für das gesamte Amt verbindlich ist und zur Vermeidung von Fehlern in der Gesamtauswertung auf einem Formblatt der Datenverarbeitung berichtet wird.

Der Untersuchungsprozeß

Aus der Definition "Haltungsschwäche" wird klar, daß der Schularzt bei verschiedenen Untersuchungs-Items durchaus zwei unterschiedliche diagnostische Stufen durchlaufen kann:

1. Er muß in der kurzen Screening-Untersuchung Kinder mit Befunden

finden, für die die operationalen Beschreibungen zutreffen. Die
Findungsphase haben wir aus didaktischen Gründen das "Vormittags-
Screening" genannt. Dies schafft den zeitlichen Spielraum, um

2. in der Nachmittagssprechstunde unter Umständen die Diagnose zu ver-
tiefen, sofern nicht eine Überweisung zu einem anderen Kollegen eingeleitet wird.

Nur das Ergebnis des ersten Schrittes wird zentral erfaßt. Im ersten
Schritt liegt eine weitere <u>Schwachstelle</u>. Alle Beteiligten brauchen
eine epidemiologische Grundausbildung als Fortbildung, damit sie nicht
ihre hergebrachte Technik, unterschiedliche Schulmeinungen oder den
ärztlichen Blick aus Unkenntnis oder Zeitmangel im Screening einsetzen.
Die Annahme, daß man dies mit Arbeitsrichtlinien und einer einmaligen
Einweisung in das Verfahren allein erreichen könne, hat sich als falsch
erwiesen. Die Streuung der Häufigkeiten der verschiedenen Befundarten
zwischen den einzelnen Gesundheitsämtern ist so eminent groß, daß es
nicht einmal statistischer Prüfmethoden bedarf, um systematische Fehler
glaubhaft zu machen, die auf Nichtbeachtung der Erhebungsvorschrift beruhen, wie der outcome zeigt (Tab. 1).

Arzt-Nr. / Befund	Gesundheitsamt 1			Gesundheitsamt 2			Gesundheitsamt 3		
	1	2	3	3	15	16	2	3	4
33	10	5	18	18	5	22	10	20	40
50	3	20	5	11	16	4	5	10	20

Tab. 1: Befundhäufigkeit bei Ärzten 1970 in drei
Gesundheitsämtern (in Prozent)
(33 = Haltungsschwäche, 50 = Verhaltensstörung)

Wir haben daraus den Schluß gezogen, daß die Fortbildung Erwartungswerte anbieten muß, an denen die Kollegen die Qualität ihrer Arbeit
messen können (Inzidenzen). Für die aus dem Stand entwickelten operationalen Befunddefinitionen konnten die durchschnittlichen Befundhäufigkeiten als Erwartungswerte zum Beginn nicht ermittelt werden.
Dazu fehlten die Mittel ebenso wie die Einsicht der mittelvergebenden

Stellen, daß so etwas notwendig sei. Die Hoffnung, über das System wenigstens annähernd Häufigkeitszahlen zu erreichen, die später Ausgangspunkt für nachgehende epidemiologische Untersuchungen sein könnten, hat sich in der Mehrzahl der Befund-Items nicht erfüllt. Wir wissen nicht, wie die Screening-Ergebnisse sich zur Wirklichkeit verhalten. Vereinzelt liegen zwar interessante Ergebnisse aus der Rückkoppelung zwischen Schulärzten und behandelnden Ärzten vor. Sie könnten für manche Befundart Annäherung an optimale Qualität signalisieren. Aber welche Qualität und welche Vergleichbarkeit haben die Ergebnisse der Hausärzte? Dies alles sind Unbekannte für eine gesicherte Aussage. Es wurde deshalb jetzt beschlossen, ein Langzeitprogramm zur Validierung der Standardbefunde durchzuführen. Dabei sollen mit dem großen klinischen Inventar entsprechende Stichproben untersucht werden, die sich gleichzeitig dem Screening durch mehrere Untersucher unterwerfen. Die Screening-Befundarten werden also gegen die klinische Norm getestet. Dadurch werden

1. durch die Stichprobe die Häufigkeiten der Befundarten in der entsprechenden Population festgestellt,

2. Aussagen über die Sensitivität bzw. Spezifität der operationalen Vorschriften gewonnen und damit

3. dem Schularzt verläßliche Anhalte zur Selbstkritik geboten. Das System druckt heute schon die Häufigkeit der erhobenen verschiedenen Befunde pro Arzt zur Selbst- und Drittkontrolle durch den leitenden Arzt aus.

Neben diesen expliziten Vorschriften, die der Vergleichbarkeit der Befunderhebungen dienen sollen, wurde eine implizite

SKALIERUNG

geschaffen. Hier werden Befunde nochmals nach den Kategorien "in Behandlung", "Arztüberweisung notwendig", "Befund vorhanden, jedoch nicht behandlungsbedürftig oder behandlungsfähig" bzw. "o.B." beurteilt. Die offensichtlich unterschiedliche Untersuchungstechnik mit der starken Häufigkeitsstreuung läßt es bisher nicht zu, Aussagen über dieses implizite Meßverfahren zu machen. Es könnte eine Schwachstelle sein.

Eine zunächst vorgesehene o.B.-Markierung in allen Untersuchungs- und

Maßnahmenfeldern war wegen des Zeitaufwandes nicht durchsetzbar, da im
Durchschnitt bei den Kindern mit weniger als zwei Befunden zu rechnen
ist, wie sich ergab. Daher dürfte das Durchsetzen des Ausnullens eher
die Fehlerzahl vergrößern. Das jetzt gewählte praktikable Verfahren
ist wahrscheinlich weniger fehleranfällig und dient der Qualitätssicherung eher.

Ist die theoretische Zuordnung der operationalen Befundbeschreibungen
zur Systemstruktur eine Auslegungsfrage, so gehören die Zuverlässigkeit von Beobachtetem und Beobachter, also die Reliabilität im Untersuchungsprozeß, sicher zu den Prozeßbedingungen.

Das Screening wird in der Regel am Vormittag durchgeführt. Deshalb ist
vom zeitlichen Einfluß auf pathophysiologische Werte nichts wesent-
liches zu erwarten.

Aus der Praxis wird berichtet, daß die Prüfungen mit technischem Gerät
bei Audiometrie und Sehprüfung, insbesondere im Einschulungsalter gut
eingewiesene und eingeübte Kräfte erfordern, die die kleinen Probanden
zur ruhigen Mitarbeit bei der Befunderhebung veranlassen können. Der
<u>Schwachpunkt</u> heißt auch hier fehlende Schulung.

Wesentlich schwieriger ist - wie angedeutet - die Verpflichtung der
Ärzte auf die operationale Befunderhebung, also die Untersucher-Relia-
bilität. Im ersten Erhebungsjahr hatten mehr als 98 Ärzte unterschrie-
ben, nach der Vorschrift untersucht zu haben. Unsere Verblüffung war
groß, daß die Befundstreuung jeder biologischen Streuung widersprach.
Das hat sich kaum geändert (Tab. 2).

Dies ist die schwierigste, für die Vergleichbarkeit der Ergebnisse entscheidende und wohl auch für die ärztliche Betreuung der Kinder, denen
geholfen werden muß, wichtigste <u>Schwachstelle</u> des ganzen Systems. Sie
ist unseres Erachtens nur mit Fortbildung zu beseitigen. Die bisherigen
Bemühungen haben dabei nur wenige beteiligte Schulärzte erreicht.
Mangelnde Einsicht in die Fortbildungsnotwendigkeit bei Einzelnen,
fehlende Mittel, Fluktuation in den Ämtern dürften die wesentlichen
Gründe sein. Wir werden mit allgemein ärztlichen Argumenten, wie zum
Beispiel "zum Besten des Patienten" durch Rundbriefe an alle beteiligten Ärzte, die Fortbildungsmotivation zu wecken versuchen.

Diese zentralen Maßnahmen müssen aber auch, wie sich aus Gesprächen ergab, vor Ort im Gesundheitsamt weitergeführt und vertieft werden. Dazu bietet sich die Diskussion der Auswertungsergebnisse in besonderer Weise an.

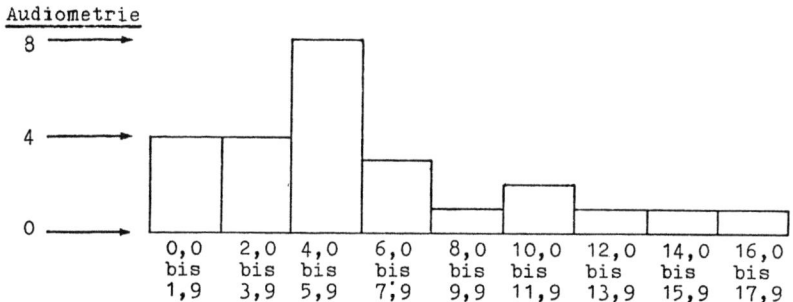

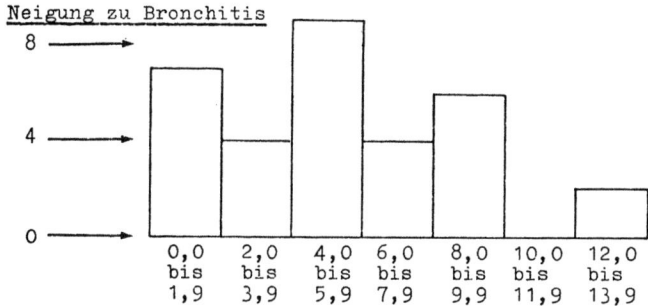

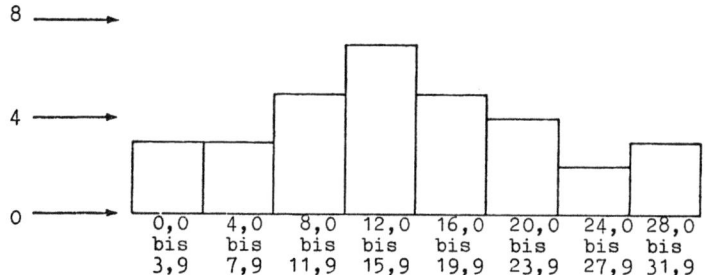

Tab. 2: Streuung der Befundhäufigkeiten in Prozent bei 6jährigen Jungen 1979 nach Verteilung auf Gesundheitsämter

Outcome und Ergebniskontrolle

Wie sich aus der Schilderung ergibt, wurde den Ämtern neben den Häufigkeitsangaben ihrer Befunde und Maßnahmen über ein Jahrzehnt hinweg probeweise für ausgewählte Befunde die Häufigkeit pro Arzt übermittelt. Dies ist nur regional ein Steuerungsmittel, da nur dort übersehen werden kann, ob abweichende Verteilungen durch fachspezifische Zuteilung der Einschulungskinder entstanden sind. Da aber für ein Gesundheitsamt die Häufigkeiten insgesamt zusammengefaßt sind, die Population jeweils die Einschulungskinder betrifft (und nur über diese wird hier berichtet), lassen sich auch zentrale Schlüsse ziehen. Nur so ließen sich die hier angesprochenen Schwachstellen ermitteln.

Es sei angemerkt, daß in der Regel jeder Schularzt mehr als 400 Kinder pro Saison untersucht.

Das statistische Ergebnis ist formal durch die Ermittlung der Befundhäufigkeiten für jede Befundart und jedes Amt prüfbar.

Das individualmedizinische outcome kann nur bis zur Inanspruchnahme des Hausarztes/Facharztes verfolgt und beurteilt werden. Dies ist Sache der Gesundheitsämter, die zum Teil dafür Rückkoppelungssysteme aufgebaut haben.

Das sozialmedizinische outcome können die Ärzte selbst bestimmen, da sie die entsprechenden Maßnahmen, wie Sonderturnen, Heilkur usw., selbst veranlassen.

Das gesundheitspolitische outcome liegt in der Macht der gesundheitspolitisch wirksamen Instanzen. Hier liegt eine weitere Schwachstelle, da sich herausgestellt hat, daß die statistischen Aufstellungen ohne Interpretation für die gesundheitspolitische Führung unzureichend sind. Sie müssen unter Mitwirkung der einschlägigen Fachärzte/Schulärzte, Statistiker und Epidemiologen interpretiert werden.

Um diesen Mangel zu beheben, wurde im Rahmen des Gesundheitshilfeausschusses der Arbeitsgemeinschaft der leitenden Medizinalbeamte ein Arbeitskreis gebildet, der erstmals für die Ergebnisse 1981 diese Interpretation durchführen soll.

Zusammenfassung

Lassen Sie mich unsere Erfahrungen von mehr als einem Jahrzehnt und der Untersuchung von mehr als 1 Mio. Einschulungskinder zusammenfassen. Der erste Schritt war die Implementierung einer zentralen Dokumentation in einem in unterschiedlichster Form durchgeführten Verfahren der Einschulungsuntersuchung. Das Aufspringen auf einen fahrenden Zug hatte zwar den Vorzug, daß die Geleise vorhanden waren, jedoch stellten sich die eingefahrenen Untersuchungstechniken der Ärzte als schwerstes Hindernis heraus. Die Teilnahme an der zentralen Auswertung war freiwillig. Wir vermuten, daß eine Zwangsverordnung noch schlechtere Ergebnisse gebracht hätte. Andererseits zeigt sich, daß die Teilnehmer auf die Standardliste nicht mehr verzichten mögen, wahrscheinlich, weil sie sich mit der gestellten Aufgabe "Schuluntersuchung" nicht mehr alleingelassen fühlen. Viele Beteiligte haben sich so geäußert.

Lassen Sie mich unsere Erfahrungen in Thesen formulieren:

Im Screening ist die Qualität in die Polarität zwischen Sensitivität und Spezifität eingespannt. Die Vorsorgeuntersuchung muß sensibel arbeiten. Sie nimmt eher falsche Positive in Kauf, damit keine echt Positiven unerkannt durchs Sieb fallen. Das ist im Screening optimale Qualität. Würde Screening maximale Validität anpeilen, so wäre dies ein Widerspruch in sich, denn die einfache und billige Methode soll die Vorauslese ermöglichen.

Qualitätssicherung im Screening setzt normierte Erwartungen voraus (bekannte Inzidenzen). Die vorweg ermittelte Befundhäufigkeit in der Population ist ein solcher Wert und Vergleichsmaßstab der Selbstkontrolle und Qualitätskontrolle Dritter.

Eine Prüfung der Häufigkeit der untersuchten Befunde ist im Feldeinsatz offenbar nicht möglich. Dazu bedarf es der stichprobenartigen Testung gegen die klinische Normuntersuchung.

Screening-Befunde, die auch für epidemiologisch-statistische Ermittlungen herangezogen werden, müssen operational definiert sein. Die operationale Untersuchung muß durchgesetzt werden.

Das Durchsetzen operationaler Untersuchungsmethoden erfordert einen hohen Aufwand an Fortbildung von Anfang an und eine fortlaufende Betreuung der Anwender. Dies gilt für Ärzte und paramedizinisches Personal.

Das Verfahren bedarf ständiger epidemiologischer Betreuung. Die Anwender wollen in die Entwicklung des Verfahrens mit eingebunden sein.

Die Validität der impliziten Beobachtungen, wie zum Beispiel "Arztüberweisung notwendig", wird sich erst ergeben, wenn die expliziten Regeln befolgt worden sind.

Die Tatsache der Hochschulausbildung und der Facharztweiterbildung sagt über die diagnostischen Qualitäten der Ärzte im epidemiologisch gesteuerten Screening nichts primär Gültiges aus.

Mit den angesprochenen Abhilfen hoffen wir, der optimalen Qualität näher zu kommen und sie dann auch sichern zu können.

LITERATUR

Arbeitsrichtlinien für die jugendärztliche Untersuchung und Dokumentation - Bielefelder Modell -
Bielefeld: idis 1980. 5. verb. Aufl.

Baugut, G.
Qualität und Effizienz der Krankenhausversorgung. Ein Modellvorhaben zur Qualitätssicherung in der Bundesrepublik Deutschland
Münchner Medizinische Wochenschrift 120 (1978) Nr. 17, S. 591 - 592

Jonas, S.
Quality control of ambulatory care. A task for Health Departments
New York: Springer Publishing 1977, p. 26 ff
(Springer Series on Health Care and Society, Vol. one)

Kohut, S. A.
Peer review of hospital social work
Hospital Progress 59 (1978) 4, p. 36 - 40, 44

Nacke, O.
Prüfkriterien zur Standardisierung medizinischer Terminologien
Bielefeld: Dokumentationsstelle für Versorgungsmedizin 1967
(Manuskript)

O'Regan, D. J.
Quality assurance: consensus reached on assessment but not on assurance
Hospitals 52 (1978) Nr. 7, p. 150 - 155

Sassen, G.
Eingeführte Methoden der Schulgesundheitsuntersuchung mit zentraler Dokumentation: Epidemiologische Vorbemerkungen
in: Schulgesundheitsuntersuchung I. Vorträge der Fortbildungsseminare für Schulärzte, 1973/1974, Teil I. Hrsg.: Akademie für öffentliches Gesundheitswesen.
Düsseldorf: Akademie für öffentliches Gesundheitswesen 1974, S. 9 - 13
(Schriftenreihe der Akademie für öffentliches Gesundheitswesen in Düsseldorf, Bd. 2)

Selbmann, H. K.; Swertz, P.
Ist ärztliche Qualitätssicherung bei uns antiquiert? 10 beispielhafte US-Modelle
Der Deutsche Arzt 31 (1981) Nr. 4, S. 30 - 35

Senftleben, H. U.
Die Qualität ärztlicher Verrichtungen im ambulanten Versorgungsbereich
Köln: Deutscher Ärzte-Verlag 1980. 157 S.
(Wissenschaftliche Reihe des Zentralinstituts für die kassenärztliche Versorgung in der Bundesrepublik Deutschland, Bd. 18)

Swertz, P.
Normierung im medizinischen und personellen Bereich des Krankenhauses
Österreichische Krankenhaus-Zeitung 18 (1977) 9, S. 509 - 519

Zimmermann, K.
Qualitätsstandard trotz Rezession
Veska - Das Schweizer Spital 42 (1978) Nr. 2, S. 66 - 70

SCHULÄRZTLICHE UNTERSUCHUNGEN IM LANDKREIS HANNOVER

Ellen Wolf

Medizinische Hochschule Hannover,
Institut für Epidemiologie und Sozialmedizin

UNTERSUCHUNGSZIELE

Mit einer Untersuchung über die Effektivität schulärztlicher Untersuchung [1] sollte, basierend auf den medizinalstatistischen Erhebungen, festgestellt werden, inwieweit schulärztliche Untersuchungen den gesetzlich festgelegten Aufgaben des öffentlichen Gesundheitsdienstes entsprechen und ob Ziel und Zweck der Aufgaben der Schulgesundheitspflege erfüllt werden. Exemplarisch sollte die vorsorgliche Diagnostik und Therapieeinleitung zum Wohle sowohl der Einzelperson als auch der gesamten Population überprüft werden. Diese Untersuchung wurde an Hand von Gesundheitskarten von 3432 Kindern durchgeführt, die im Jahre 1970 im Landkreis Hannover vor der Gebiets- und Kreisreform eingeschult wurden, Kinder, die im Zeitraum vom 1.7.1963 bis 30.6.1964 geboren wurden.

ERGEBNISSE

Sowohl die Untersuchungsdurchführung als auch das Dokumentationsverhalten wiesen deutliche Abhängigkeiten von den einzelnen Untersuchern auf, so daß eine Allgemeingültigkeit, aber auch besonders eine statistische Verwertbarkeit der Untersuchungsergebnisse zumindest angezweifelt werden dürfte. Als Ursache kann wohl eine mangelhafte Standardisierung der Untersuchungen angesehen werden, die nur durch eine gezielte Ausbildung und Fortbildung zu beseitigen sein dürfte. Weniger als 50% der Kinder nahmen an beiden vorgesehenen Untersuchungen, der Einschulungsuntersuchung bzw. der Viertklässleruntersuchung teil, obwohl davon ausgegangen werden konnte, daß die Kinder vom betreffenden Gesundheitsamt vollständig erfaßt wurden.

Die Überprüfung der Validität der Diagnose "Adipositas" an Hand des Bielefelder Somatogramms ergab, daß insbesondere bei der Einschulungsuntersuchung weitaus häufiger falsch negative als falsch positive Diagnosen gestellt wurden. Therapeutische Konsequenzen wurden bei der

Diagnose "Adipositas" kaum ergriffen. Sowohl die Quantität der Betreuung als auch das Dokumentationsverhalten zeigten eine deutliche Überlegenheit in den ländlichen Bereichen.

Die vom Gesetzgeber gesteckten Ziele der schulärztlichen Untersuchung wurden im alten Landkreis Hannover, der zum Zeitpunkt der Untersuchung noch nicht das Bielefelder Modell eingeführt hatte, nur sehr unvollständig erreicht.

[1] Eckehard Meyer: Untersuchungen über die Effektivität schulärztlicher Untersuchungen am Beispiel eines Landkreises. Dissertation zur Erlangung des Doktorgrades der Medizin der Medizinischen Hochschule Hannover, Hannover 1980.

PROBLEME DER QUALITÄTSSICHERUNG IN DER ARBEITSMEDIZIN

D. Szadkowski

Ordinariat für Arbeitsmedizin der Universität und Zentralinstitut für
Arbeitsmedizin der Gesundheitsbehörde der Freien und Hansestadt Hamburg
(Direktor: ord. Prof. Dr. med. G. Lehnert)

Für eine Qualitätssicherung in der Arbeitsmedizin sind einige Besonderheiten dieser Disziplin zu beachten. So ist die Tätigkeit betriebsärztlicher Kollegen überwiegend präventivmedizinisch orientiert. Dies bedeutet, daß eine Erfolgskontrolle des ärztlichen Handelns sich viel schwieriger vornehmen läßt als in der kurativen Medizin. Gilt es doch vorwiegend, im wesentlichen gesunde Populationen mit geeigneten Überwachungsuntersuchungen daraufhin zu untersuchen, ob durch die Einflüsse des Arbeitsplatzes sich gesundheitliche Veränderungen einstellen. Darüber hinaus soll objektiviert werden, ob durchgeführte Arbeitsschutzmaßnahmen für den Einzelnen den gewünschten Effekt erbringen. Erfahrungsgemäß stellen sich derartige Effekte jedoch erst mit einer zum Teil langen Latenz ein. Auch unter Zuhilfenahme geeigneter epidemiologischer Verfahren ist daher nicht immer ein ursächlicher Bezug zu den durchgeführten Maßnahmen herzustellen. Es wird also in unserer Fachdisziplin nur in Ausnahmefällen möglich sein, eine Qualitätssicherung outcome-orientiert durchzuführen.

Aber auch eine prozeßorientierte Qualitätssicherung weist im Bereich der Arbeitsmedizin Besonderheiten auf. Das Ziel, eventuelle berufsbedingte Gesundheitsstörungen bereits in einer präklinischen Phase, d. h. also noch im Stadium des subjektiven Wohlbefindens zu erfassen, bedeutet eine qualitative und quantitative Objektivierung pathophysiologischer Veränderungen, bevor sie Krankheitswert erreichen. Dies impliziert sehr empfindliche, zum Teil aufwendige Untersuchungsverfahren, die geeignet sind, auch geringfügige Änderungen reproduzierbar zu erfassen. Gerade dieser Gesichtspunkt ist angesichts der in regelmäßigen Abständen durchzuführenden Wiederholungsuntersuchungen von großer Bedeutung. Es muß nämlich sicher entschieden werden können, ob registrierte Abweichungen gegenüber dem Vorbefund echt oder zufällig sind. An die Reliabilität der eingesetzten Untersuchungsverfahren werden damit hohe Ansprüche gestellt. Diese Qualitätsansprüche werden durch ein weiteres Argument wesentlich mit motiviert: Die Zuverlässigkeit der Untersuchungsdaten bestimmt nicht nur die betriebsärztliche Entscheidung über den Gesundheitszustand des Betroffenen, von dieser Entscheidung hängen darüber hinaus unter Umständen erhebliche soziale Konsequenzen bis hin zum Arbeitsplatzwechsel ab.

Diesem aus der betriebsärztlichen Praxis resultierenden Bedürfnis nach einer Kontrolle der Zuverlässigkeit arbeitsmedizinisch erhobener Daten hat der Gesetzgeber in einem bestimmten Bereich Rechnung getragen. Die Qualitätskontrolle in arbeitsmedizinisch-toxikologischen Laboratorien wird geregelt durch die Verordnung über gefährliche Arbeitsstoffe (Arbeitsstoff-Verordnung) vom 29. 7. 1980. Dort werden zunächst Anforderungen an die Qualifikation der Ärzte festgelegt, die betriebsärztliche Vorsorgeuntersuchungen vornehmen: sie müssen für diese Untersuchungen ermächtigt werden. Dort wird aber auch die statistische Qualitätssicherung angesprochen. In der Technischen Regel für gefährliche Arbeitsstoffe (TRgA) 410 zur Arbeitsstoffverordnung wird die statistische Qualitätssicherung für die Durchführung arbeitsmedizinisch-toxikologischer Analysen in biologischen Materialien zur Beurteilung des Vorliegens einer Einwirkung im Sinne dieser Verordnung vorgeschrieben. Verfahrenstechnisch sind in der TRgA 410 detaillierte Angaben enthalten. So wird die Zuständigkeit und damit die Verantwortlichkeit für die Benennung von Referenzlaboratorien und die Durchführung von Ringversuchen dem Vorstand der Deutschen Gesellschaft für Arbeitsmedizin E. V. übertragen. Dieser hat durch seine Kommission für Fragen der Qualitätssicherung in der Arbeitsmedizin zwischenzeitlich eine Richtlinie zur Durchführung der statistischen Qualitätssicherung bei arbeitsmedizinisch-toxikologischen Analysen erarbeitet.

Darüber hinaus hat diese Kommission ein weiteres Problem in Angriff genommen: In den arbeitsmedizinisch-toxikologischen Untersuchungen sollen in aller Regel Fremdstoffe oder ihre Metaboliten nachgewiesen werden, wobei die Palette von Blei bis Benzol oder von Hippursäure bis Trichloressigsäure reichen kann. Derartige Fremdstoffe oder ihre Metaboliten sind aber in den bisher kommerziell erhältlichen Standardseren nicht enthalten, die dadurch bedingten Schwierigkeiten für die Durchführung einer statistischen Qualitätssicherung liegen auf der Hand. In langwierigen Verhandlungen ist es nun der Kommission gelungen, trotz des zu erwartenden relativ geringen Absatzvolumens eine Firma für die Herstellung derartiger arbeitsmedizinisch bedeutsamer Standards zu gewinnen.

Mit der TRgA 410 und der auf ihr beruhenden Richtlinie zur Durchführung der statistischen Qualitätssicherung ist jedoch nur ein, wenn auch wesentlicher Teil arbeitsmedizinischer und betriebsärztlicher Tätigkeit erfaßt. Für andere Bereiche ist eine Qualitätssicherung in der Arbeitsmedizin bisher noch nicht mit der gleichen Verbindlichkeit gefordert oder gar geregelt. Dabei kommen bei Gefährdungsqualitäten, die auch heute noch zu den häufigsten Berufskrankheiten führen können, Untersuchungsverfahren zum Einsatz, deren Reliabilität aus verschiedenen Gründen noch nicht letztlich abgeklärt ist. Hier wären in erster Linie zu nennen die Audiometrie bei einer beruflichen Lärmbelastung, lungenfunktionsanalytische Verfahren bei einer Steinstaubexposition sowie in zunehmendem Maße Untersuchungen zur Erfassung einer psychomentalen Belastung und Beanspruchung.

So beruht eine arbeitsmedizinische Entscheidung über Eignung oder Nichteignung für einen lärmbelastenden Arbeitsplatz im wesentlichen auf den auch im Berufsgenossenschaftlichen Grundsatz "Gehörgefährdung durch Lärm" (G 20) festgelegten audiometrischen Untersuchungen. Danach kann unter anderem eine wiederholte Knochenleitungshörverschlechterung um mehr als 10 dB auf mindestens einem Ohr im Mittel bei den Frequenzen 2, 3 und 4 kHz für einen im Lärmbereich tätigen Arbeitnehmer eine Umsetzung erforderlich machen. An die Validität der ermittelten Audiogramme insbesondere hinsichtlich ihrer Reproduzierbarkeit - es sei hier nochmals an die Notwendigkeit regelmäßig wiederkehrender Überwachungsuntersuchungen erinnert - sollten daher hohe Anforderungen gestellt werden können. Um dieses zu überprüfen, hatten wir kürzlich ein umfangreiches audiometrisches Untersuchungsprogramm zur Abschätzung methodischer Einflüsse auf die Reproduzierbarkeit des Reintonaudiogramms durchgeführt und veröffentlicht. Dabei sollten insbesondere apparative und Untersucher-bedingte Einflüsse auf die Variabilität audiometrischer Ergebnisse quantifiziert werden. Es zeigte sich, daß varianzanalytisch gesichert sowohl die Audiometer als auch die Untersucher als nicht zu vernachlässigende Variationsursache der nachgewiesenen Hörschwellenunterschiede objektiviert werden konnten. In Einzelfällen ergaben sich nämlich Abweichungen von maximal 50 dB. Wenn auch derartige Extremfälle nur vereinzelt auftraten, so muß man doch im Mittel Streuungen von 12 - 14 dB für das audiometrische Resultat einkalkulieren. Dabei zeigte sich auch eine deutliche Abhängigkeit der Streuung von der geprüften Frequenz: die Angaben der Probanden wurden mit ansteigender Frequenz immer weniger reproduzierbar. Insgesamt machten die aufgezeigten Einflußfaktoren und das Ausmaß ihrer Einwirkung auf das Reintonaudiogramm deutlich, daß bei der Beurteilung von Eignungs- und Überwachungsaudiogrammen stärker als bisher auf die Problematik der Reproduzierbarkeit geachtet werden muß. Dieses Ergebnis ist umso gravierender, als vor Durchführung der Studie sämtliche verwendeten Audiometer herstellerseits kalibriert worden waren.

Bei dieser Studie wurde allerdings ein in der Praxis bedeutsamer Faktor nicht mit erfaßt: die Probanden waren hochmotiviert. In der betriebsärztlichen Praxis audiometrischer Überwachungsuntersuchungen stellt sich jedoch auch vorrangig das Problem des Kooperationsvermögens und der Kooperationsbereitschaft. Das Kooperationsvermögen insbesondere bei unseren ausländischen Arbeitnehmern ist häufig in Frage gestellt. Wir konnten dies kürzlich erneut demonstrieren. Bei einer portugiesischen lärmexponierten Arbeiterin ergab sich bei einer sachkundigen, durch die Audiometristin engagiert, aber standardmäßig durchgeführten Audiometrie eine erhebliche Hörschwellenabsenkung von etwa 70 dB, die eine Nichteignung für den in Frage stehenden Arbeitsplatz bedingt hätte. Der verantwortliche Arzt änderte daraufhin unter Berücksichtigung der fehlenden deutschen Sprachkenntnisse der Portugiesin das Untersuchungsverfahren ab, woraufhin sich ein völlig normales Hörvermögen nachweisen ließ. Derartige Probleme sind jedem Betriebsarzt, der mit ausländischen Arbeitnehmern Umgang hat, bekannt.

Eine Kooperationsbereitschaft bei solchen Untersuchungen ist im Gegensatz zu den gleichen Untersuchungen aus kurativer Indikation sehr viel häufiger niedrig zu veranschlagen. Gelegentlich ist nicht einmal eine Einsicht in die Notwendigkeit derartiger Untersuchungen vorauszusetzen. Eine Qualitätssicherung von Untersuchungsverfahren durchzuführen, bei denen das Untersuchungsergebnis in hohem Maße auch von der Mitarbeit des Patienten bzw. Probanden abhängt, ist aber offenbar heute methodisch noch nicht hinreichend gelöst. Dabei setzt die Audiometrie sozusagen nur eine passive Mitarbeit voraus, während bei lungenfunktionsanalytischen Verfahren eine aktive Beteiligung häufig bis an die Grenze der Leistungsfähigkeit gefordert wird. Nicht nur aus diesem Grund ist eine Überprüfung der apparativen Reproduzierbarkeit lungenfunktionsanalytischer Untersuchungsergebnisse ungleich schwieriger als im Falle der Audiometer.

Bei anderen Untersuchungsverfahren, insbesondere solchen, die zur Abschätzung einer psychomentalen Belastung und Beanspruchung eingesetzt werden, kommen neben einer zum Teil erheblichen interindividuellen Variabilität auch intraindividuelle Streuungen zum Tragen: unser Aufmerksamkeitsniveau etwa unterliegt bekanntlich einem ausgesprochenen zirkadianen Rhythmus. Dieser kann in das Untersuchungsergebnis dann mit eingehen, wenn wegen eines in dem betreffenden Betrieb bestehenden Schichtsystems die Überwachungsuntersuchungen zu unterschiedlichen und oft ungewöhnlichen Tageszeiten vorgenommen werden müssen. Auch kommt gerade bei den Verfahren, die eine psychomentale Belastung und Beanspruchung erfassen wollen, ein für Routineuntersuchungen weiteres erschwerendes Moment hinzu: wir konnten in einer noch nicht veröffentlichten Dissertation zeigen, daß bei solchen Untersuchungen in hohem Maße ein "Trainingseffekt" auftritt. Es wird also nicht zu vernachlässigen sein, ob ein Proband bei derartigen Überwachungsuntersuchungen Gelegenheit hatte, vorher hinreichend zu üben. Dennoch möchte ich mit diesen eher kritischen Anmerkungen gerade zu psychomentalen Belastungsuntersuchungen keine Abqualifizierung betreiben. Mir scheint gerade auf diesem Sektor deutlich zu werden, daß Qualitätssicherung einerseits und Entwicklung einer Methodik andererseits - in diesem Stadium befindet sich offensichtlich die psychomentale Beanspruchungsmessung - in einem gewissen Widerstreit liegen: einerseits ist die Durchführung von Qualitätssicherungsmaßnahmen in einem solchen Entwicklungsstadium noch nicht recht erfolgversprechend, andererseits können eventuelle festgeschriebene Qualitätssicherungsmaßnahmen einer methodischen Innovation nicht gerade förderlich sein.

Auf einem ganz anderen Sektor kann die Qualitätssicherung in der Arbeitsmedizin einen positiven Aspekt beisteuern: In der Vergangenheit hatte es sich als recht problematisch erwiesen, die bei Pneumokoniosen erforderlichen röntgenologischen Verlaufsbeobachtungen so zu standardisieren und damit vergleichbar zu machen, daß eine einheitliche Beurteilung resultiert. Durch entsprechende Vereinbarungen mit dem zuständigen Unfallversicherungsträger ist es für die Asbestose gelungen, dieses Problem dergestalt zu lösen, daß alle im Rahmen einschlägiger Überwachungsuntersuchungen angefertigten Röntgenaufnahmen von einem Zweituntersucher nachbeurteilt werden. Auf diese Weise konnte nicht nur eine weitgehend gleichartige Endbewertung erwirkt werden, über den eingeplanten feed-back-Mechanismus hat sich allmählich auch eine gewisse Standardisierung im Urteil durch den Erstuntersucher erreichen lassen.

Insgesamt wird man sich trotz aller Ansätze über eines im klaren sein müssen: qualitätsgesicherte Daten schützen keineswegs vor ärztlichen Fehlentscheidungen und -beurteilungen. Damit sind wir wieder bei der Ausgangsfrage. Die Qualität ärztlichen und damit auch arbeitsmedizinischen Handelns wird sich nur zum Teil über eine prozeßorientierte Qualitätssicherung bewerten lassen. Letztlich wird auch in der Arbeitsmedizin trotz der bestehenden und aufgezeigten Schwierigkeiten eine outcome-bezogene Qualitätssicherung anzustreben sein.

Literatur:

Lehnert, G., Rutenfranz, J., Szadkowski, D., Valentin, H.,:
Richtlinie zur Durchführung der statistischen Qualitätssicherung
bei arbeitsmedizinisch-toxikologischen Analysen.
Arbeitsmed. Sozialmed. Präventivmed. 16, 56, 1981

Wegner, R., Szadkowski, D., Lehnert, G.:
Methodische Einflüsse auf die Reproduzierbarkeit des Reintonaudiogramms
Arbeitsmed. Sozialmed. Präventivmed. 13, 142-145, 1978

Kapitel IV

LÖSUNGSANSÄTZE ZUR QUALITÄTSSICHERUNG IN DER BEFUNDUNG

MEDIZINISCHE BEURTEILUNG KLINISCH-CHEMISCHER MESSWERTE

R. Wepler

Bundeswehrkrankenhaus
Abt. f. Laboratoriumsmedizin
Ulm

Es ist Aufgabe des klinisch-chemischen Labors, dem behandelnden Arzt Entscheidungshilfen für seine ärztliche Tätigkeit an die Hand zu geben, d.h. klinisch-chemische Befunde zu erstellen. Befunde werden aus verschiedenen Gründen angefordert: einmal zur Erkennung oder zum Ausschluß von Krankheitsprädiktoren oder Risikofaktoren oder zur Erkennung von Erkrankungen in einem frühen, subklinischen Stadium; in diese Kategorie gehören alle präventivmedizinischen Untersuchungen. Eine zweite Kategorie sind diagnostische, differentialdiagnostische oder prognostische Fragen, die auf die Erkennung oder Verlaufsbeobachtung von Erkrankungen abzielen. Eine dritte Kategorie sind therapeutische Fragen, die auf die Untersuchung von Arzneimittel-Wirkspiegeln abzielen.

Derzeitige Situation

In der Mehrzahl der Kliniken werden Untersuchungen vom behandelnden Arzt im Labor angefordert und das Labor liefert Meßwerte auf die Station zurück. Diese Meßwerte enthalten meist keine weiteren Informationen, es wird lediglich zu dem Meßwert ein sogenannter Referenzbereich mitgeteilt. Angaben über die analytische Zuverlässigkeit oder die diagnostische Aussagekraft fehlen in aller Regel ebenso wie eine verbale Interpretation der Meßwerte. Das Labor ist z.Z. in der Situation des Produzenten und Lieferanten von Meßwerten anstelle von Befunden.

Ein klinisch-chemischer Befund (im Gegensatz zum Meßwert) ist "das Ergebnis einer abwägenden wissenschaftlichen Wertung einer klinisch-chemischen Kenngröße" [1]. Diese Definition ist sehr umfassend und ihre Bedeutung läßt sich leichter verstehen, wenn man die Entstehung eines Befundes als eine Folge von vier verschiedenen Teilschritten betrachtet, nämlich 1. der Vorbereitung und 2. der Durchführung der Analyse, 3. der analytischen und 4. der medizinischen Beurteilung.

Eine Qualitätssicherung in der Befundung muß selbstverständlich die Qualitätssicherung jedes einzelnen dieser Teilschritte zum Ziel haben, daher soll die Darstellung von Lösungsansätzen zur Qualitätssicherung getrennt für die einzelnen Teilschritte vorgenommen werden.

1. <u>Vorbereitung der Analyse</u>

Zur Vorbereitung der Analyse zählt die Auswahl des geeigneten Parameters, die Vorbereitung des Patienten zur Analyse, die Materialgewinnung sowie der Transport und die eventuelle Lagerung des Untersuchungsmaterials.

Die Auswahl des geeigneten Parameters steht derzeit fast ausschließlich im Ermessen des behandelnden Arztes. Er kennt jedoch meist nicht die diagnostische Aussagekraft der Tests. Er wird also in aller Regel nicht unterscheiden können, ob er einen spezifischen Test anfordert, weil es gilt, eine Erkrankung mit Sicherheit auszuschließen, oder ob der Einsatz eines empfindlichen Tests geeigneter ist, etwa weil ein Frühsymptom mit Sicherheit erkannt werden soll. Eine Beratung mit dem klinischen Chemiker findet in der Regel ebensowenig statt wie die Rückmeldung, ob der ausgewählte Test geeignet war, die Fragestellung zu beantworten.

Die Vorbereitung des Patienten zur Analyse erfolgt vielfach mangelhaft. So gehört es zur täglichen Praxis, daß Patienten nicht nüchtern sind, daß keine diätische Vorbereitung erfolgte, etwa beim Glucosetoleranztest, daß die Patienten wahlweise sitzen oder liegen oder das Untersuchungsmaterial zu beliebigen Tageszeiten entnommen wird. Dieser präanalytische Bereich bedarf dringend der Standardisierung, da heute bekannt ist, daß hier erhebliche Einflußgrößen und Störfaktoren wirksam werden (Übersicht bei [2]), die natürlich auch die Qualität von Befunden mindern.

Es wäre optimal, wenn behandelnder Arzt und klinischer Chemiker die für die klinische Fragestellung adäquaten Tests gemeinsam festlegten, der klinische Chemiker daraufhin die Vorbereitung des Patienten überwachte und die Entnahme des Untersuchungsmaterials selbst durchführte. Dieses Vorgehen würde zweifellos zu einer besseren Standardisierung und damit zur Verbesserung der Befundqualität beitragen, ist jedoch derzeit in der Praxis kaum realisierbar.

2. <u>Durchführung der Analyse</u>

In diesem Bereich sind bisher die größten Fortschritte zu verzeichnen. Die konsequente Durchführung der "statistischen Qualitätskontrolle" und die sich daraus ergebenden Maßnahmen haben dazu geführt, daß heute für jeden Test der zufällige und der systematische Fehler quantifiziert werden können und daß diese Fehler in der täglichen Routine kontrolliert werden. Die Ergebnisse von Ringversuchen bestätigen die Qualitätsverbesserung. Das bedeutet noch nicht, daß im Labor nur optimale Methoden vorhanden wären, aber die Qualitätskontrolle ist ein brauchbares Werkzeug, mit dem die analytische Qualität gemessen und folglich auch verbessert werden kann.

3. Analytische Beurteilung

Es gibt bisher keinen befriedigenden Ansatz, die Ergebnisse der analytischen Qualitätskontrolle bei der Befundung zu berücksichtigen. In aller Regel wird das aktuelle Meßergebnis mitgeteilt und nicht der Meßbereich, in dem der wahre Wert mit einer bestimmten Wahrscheinlichkeit zu suchen ist. Störfaktoren werden zwar, soweit bekannt, qualitativ benannt, z.B. Hämolyse oder Lipämie, eine Quantifizierung dieser oder ähnlicher Störgrößen ist jedoch bisher kaum möglich. Dies trifft insbesondere für die große Zahl von analytischen Störungen durch Arzneimittel zu.

4. Medizinische Beurteilung

Die medizinische Beurteilung muß dem Arzt eine Mitteilung darüber machen, mit welcher Wahrscheinlichkeit eine vermutete Erkrankung vorliegt oder ausgeschlossen werden kann. Durch Anamnese und körperliche Untersuchung ist eine a priori-Wahrscheinlichkeit formuliert und der klinisch-chemische Test soll einen möglichst großen Informationsgewinn bringen. Bleibt die a posteriori-Wahrscheinlichkeit nach Durchführung des Tests unverändert, so war der Test wertlos. Es müssen also auf dieser Ebene Kenngrößen eines Test formuliert werden, die eine Aussage über die diagnostische Zuverlässigkeit machen.

Zwei dieser Größen, die z.Z. viel diskutiert werden, sind die diagnostische Empfindlichkeit und die diagnostische Spezifität (Übersicht bei [3]). Sie werden aus den Häufigkeiten des positiven Testausfalls bei Kranken bzw. des negativen Testausfalls bei Gesunden abgeleitet und als Wahrscheinlichkeiten formuliert: $P(T/K)$ als bedingte Wahrscheinlichkeit für ein positives Testergebnis (T) bei Vorliegen der Erkrankung (K) und $P(\bar{T}/\bar{K})$ als bedingte Wahrscheinlichkeit für ein negatives Testergebnis ($\bar{T}$) bei Nichtkranken ($\bar{K}$). Während dieses Konzept gut anwendbar ist auf Tests mit binärer Aussage, so macnt es Schwierigkeiten bei Tests mit quantitativer Aussage, denn hierbei hängen Empfindlichkeit und Spezifität davon ab, wo der Trennwert liegt. Nimmt man als Trennwert den üblichen oberen Referenzwert, so verliert man Information, denn für die Diagnostik ist es nicht nur von

Bedeutung, ob ein Wert außerhalb des Referenzbereiches liegt sondern
auch <u>wie weit</u> er außerhalb liegt. Will man die in den Testergebnissen enthaltene Information voll nutzen, so muß für jede Fragestellung
ein eigener Trennwert zugrundegelegt werden. Die Errechnung dieses
Trennwertes bereitet keine Schwierigkeiten, sie ist z.B. mit einer
ROC-Kurve möglich. Was fehlt, sind genügend Daten für die Berechnung.

Empfindlichkeit und Spezifität sind wichtige Kenngrößen, die über den
<u>Einsatz</u> eines Tests entscheiden können. Sie helfen jedoch wenig zur
Beantwortung einer diagnostischen Frage, denn der Arzt will nicht
wissen, mit welcher Wahrscheinlichkeit der Test positiv ist, wenn der
Patient die Erkrankung hat, sondern mit welcher Wahrscheinlichkeit
der Patient die Erkrankung hat, wenn der Test positiv ist. Hier wird
z.Z. VECCHIOS <u>prädiktiver Wert</u> [4] häufig eingesetzt, der aus Empfindlichkeit und Spezifität des Tests und der Prävalenz der Erkrankung
errechnet werden kann. Der prädiktive Wert, der für das positive und
negative Testergebnis formuliert werden kann, beantwortet sehr zuverlässig die diagnostische Frage. Er ist allerdings stark von der Prävalenz abhängig: je geringer die Prävalenz einer Erkrankung, desto
geringer der prädiktive Wert eines positiven Ergebnisses. Dies erklärt auch, warum viele neuentwickelte Tests, die **zunächst in einer**
Klinik hervorragende Aussagen brachten, dann in der Praxis schnell
wieder vergessen wurden: bei klinischen Kollektiven liegt häufig eine
Prävalenz von 50% vor, und hier ist der prädiktive Wert natürlich
sehr groß.

Das Konzept des prädiktiven Wertes ist sehr interessant, nachteilig
ist die Abhängigkeit der Aussage von der Prävalenz der Erkrankung,
die nicht nur regional unterschiedlich sein kann, sondern auch anders
ist in Allgemeinpraxen als in Fachpraxen und anders in Kreiskrankenhäusern als in Universitätskliniken. Ein Diagnostiker müßte also zunächst die Prävalenz der Erkrankung in seinem Bereich kennen, ehe er
wirkungsvoll mit dem prädiktiven Wert arbeiten könnte.

Ein anderes Modell ist die Formulierung der Likelihood-Ratio oder des
kritischen Wertes. Er ist der Quotient aus den Wahrscheinlichkeiten
des positiven Testausfalls bei Kranken und Gesunden. Dieser Quotient
ist mathematisch sehr einfach zu ermitteln, er gibt in Worten an, um
wieviel mal häufiger ein Testergebnis bei Kranken als bei Gesunden
vorkommt. Hier gilt ähnliches wie beim prädiktiven Wert: die volle
Information kann nur dann ausgeschöpft werden, wenn nicht ein starrer

Trennwert existiert, sondern der Quotient für jeden einzelnen Meßwert auf der Skala bekannt ist (Übersicht bei [5]).

Neben diesen univariaten Verfahren sind gelegentlich multivariate Verfahren eingesetzt worden, wie Diskriminanzanalyse, Cluster- oder Faktorenanalyse, die jedoch schon wegen des zum Teil erheblichen Rechenaufwandes auf wenige Zentren beschränkt sind.

<u>Zusammenfassung</u>

Ein klinisch-chemischer Befund kann nur zuverlässig sein, wenn er alle Teilschritte von der Auswahl des Tests über die Vorbereitung des Patienten, die Materialentnahme, die Analyse und die diagnostische Relevanz der Meßwerte berücksichtigt. Ein umfassendes Konzept für die Realisierung dieser Vorstellung existiert bisher nicht, Lösungsansätze und Teilerfolge in einzelnen Bereichen sind erkennbar.

Die präanalytische Phase muß standardisiert werden. Aufgabe des klinischen Chemikers ist es, klare Anweisungen für die Vorbereitung des Patienten und die Materialgewinnung zu erarbeiten. Störeinflüsse müssen quantifizierbar werden.

Vorrangig wichtig ist die intensive Kommunikation zwischen klinischem Chemiker und behandelndem Arzt. Je gezielter eine Fragestellung, desto besser läßt sich der geeignete Test auswählen und desto aussagekräftiger wird der Befund. Diese Kommunikation wird z.Z. wenig gepflegt.

Die analytische Phase ist wesentlich verbessert worden. Aussagen über die Präzision und die Richtigkeit der Analysen finden jedoch bisher keinen Eingang in die Befunde.

Für die medizinische Beurteilung sind statistische Modelle formuliert worden, von denen der prädiktive Wert und die Likelihood-ratio unter den univariaten Verfahren z.Z. breitere Anwendung finden. Die Brauchbarkeit dieser Modelle wurde an Einzelfällen demonstriert. Grundsätzlich scheinen solche Modelle von Vorteil zu sein, die unabhängig sind von der Prävalenz der Erkrankung und die den vollen Informationsgehalt stetiger Variablen berücksichtigen. Es fehlen entsprechende Datenmengen, die die Möglichkeit bieten, für jeden Test bei jeder Fragestellung die diagnostische Kenngröße zu berechnen und damit den optimalen Test einzusetzen.

Literatur:

1. Rommel, K.: Der klinisch-chemische Befund
    Med. Welt 29, 1306-1308 (1978)

2. Guder, W.G.: Einflußgrößen und Störfaktoren bei klinisch-
    chemischen Untersuchungen
    Internist 21, 533-542 (1980)

3. Büttner, J.: Die Beurteilung des diagnostischen Wertes klinisch-
    chemischer Untersuchungen
    J. Clin. Chem. Clin. Biochem. 15, 1-12 (1977)

4. Vecchio, Th.J.: Predictive value of a single diagnostic test in
    unselected populations
    N. Engl. J. Med. 274, 1171 - 1173 (1966)

5. Keller, H. und Gessner, U.: Zur Frage der Validität klinisch-
    chemischer Befunde
    Med. Lab. 34, 3-7 und 31-39 (1981)

FELDSTUDIEN ZUR QUALITÄTSSICHERUNG IN DER RÖNTGENDIAGNOSTIK
ERFAHRUNGSBERICHT

E. Bunde, M. Schätzl, J. Lissner

Klinik und Poliklinik für Radiologie der
Ludwig-Maximilians-Universität München

In der Röntgendiagnostik werden mit Hilfe technischer Mittel sichtbare Bilder hergestellt, die vom unsichtbaren Inneren eines Patienten möglichst genau diejenigen Informationen liefern, die der Arzt zur Diagnosestellung oder auch nur zur Beantwortung einer gezielten Teilfrage benötigt. Es sind also drei ganz verschiedene Systeme miteinander verkoppelt: der Patient, die Technik und der Arzt.
Der _Patient_ liefert mit seinem lebendigen - und damit sich bewegenden - Körper-Inneren das nach Dicke, Struktur, stofflicher Beschaffenheit und Konsistenz gegebene "Objekt", das nur in engen Grenzen, z.B. durch die Art der Lagerung, durch Kompression oder Kontrastmittelgabe, beeinflußt werden kann. Außerdem besteht die Forderung, daß etwaige Nebenwirkungen möglichst gering gehalten werden müssen, das heißt bei der Anwendung ionisierender Strahlung, daß die Strahlenexposition des Patienten möglichst niedrig sein soll.
Die _Technik_ liefert die Hilfsmittel, die keineswegs unbegrenzt sind und die "gemäß dem Stand der Entwicklung" einzusetzen sind, was einerseits ziemlich umfangreiche Spezialkenntnisse erfordert und andererseits nicht wenig Geld kostet.
Der _Arzt_ schließlich muß die gebotenen Informationen erkennen und richtig interpretieren.

Man kann davon ausgehen, daß alle Beteiligten - die Hersteller der technischen Apparaturen, das medizinisch-technische Assistenzpersonal und die Ärzte - die "bestmögliche Qualität" anstreben und auch an deren "Sicherung" interessiert sind, wenn sie mit vertretbarem Aufwand erreichbar ist. Die Frage ist nur: welches ist die "bestmögliche Qualität" einer Röntgenuntersuchung?

Es liegt nahe, zunächst den komplexeren Teil der ärztlichen Qualifikation auszuklammern und erst mal die technische Seite zu klären, also zu versuchen, die bestmögliche Qualität des Röntgen_bildes_ herauszufinden.
Zur Veranschaulichung des Problems diene Abbildung 1.

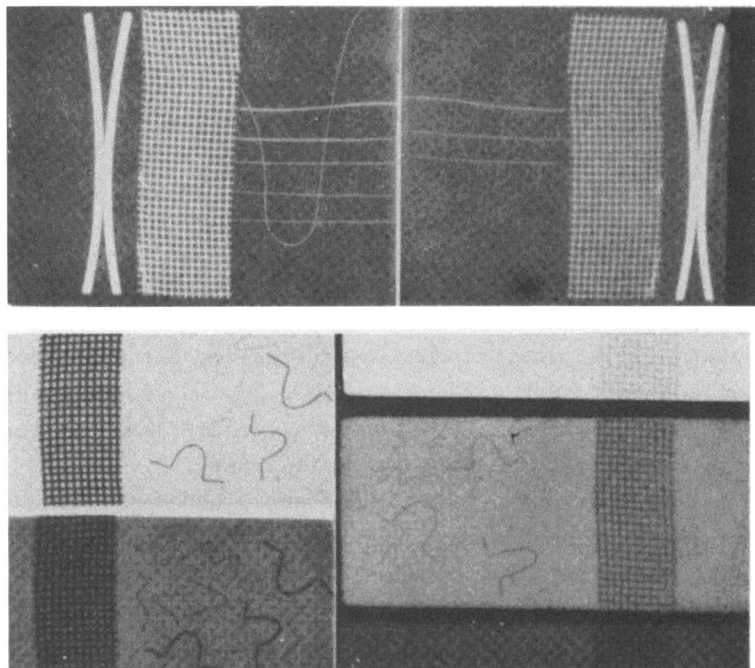

Abb. 1: Röntgenaufnahmen eines flachen Drahttestes unter verschiedenen Bedingungen zur Veranschaulichung der Auswirkung von Unschärfen im Röntgenbild.

Zahl und Art der mit Röntgenstrahlen gleicher Härte abgebildeten Objekte, die aus dickeren und dünneren Drähten bestehen, sind links und rechts in der Abbildung jeweils gleich, die Aufnahmetechnik bei den linken Bildhälften zielte auf höchstmögliche Zeichenschärfe, bei den rechten Bildhälften auf kleinstmögliche Belichtung und damit geringstmögliche Strahlendosis. Man sieht, daß die Erkennbarkeit der Objekte bei starken Kontrasten durch eine relativ große Randunschärfe kaum beeinträchtigt wird, daß dagegen die feinen Einzelheiten, die nur einen geringen Kontrast hervorrufen, durch die Überlappung der Randunschärfebereiche völlig verschwinden! Wenn also verlangt wird, Röntgenbilder "mit der kleinstmöglichen Strahlendosis" herzustellen, muß man bedenken, daß die Verringerung der Dosis mit einer Verschlechterung der Bildqualität bezahlt werden muß. Und da im interessierenden Einzelfall ein "ideales" Referenzbild, an dem man die Verschlechterung messen könnte, nicht existiert, ist der wünschenswerte Kompromiß nur schwer zu finden, und die Diskussion darüber ist noch in vollem Gange.

Es ergibt sich aber auf jeden Fall die Konsequenz, daß die Aufnahmetechnik immer der konkreten Fragestellung angepaßt werden muß, daß es also eine einheitliche "optimale" Aufnahmetechnik nicht geben kann. Diese Einschränkung hinsichtlich der zu fordernden Bildqualität, die sich aus der Berücksichtigung der Strahlendosis ergibt, hat in den letzten Jahren immer mehr an Bedeutung gewonnen, weil die Strahlenexposition der Bevölkerung, die durch die Röntgendiagnostik insgesamt zustandekommt, bereits in die Größenordnung der natürlichen Strahlenexposition gelangte.

So hat die Diskussion schon jetzt dazu geführt, daß die bisher überwiegend an erster Stelle stehende Bestrebung, "maximale Information" zu erzielen, abgelöst wurde durch die Bemühung um "adäquate Information".

Auf dem röntgentechnischen Sektor sind schon viele quantitative Untersuchungen gemacht worden, um zu allgemein anwendbaren Kriterien für die Qualitätssicherung in der Röntgentechnik zu kommen. Insbesondere hat sich aber auch die Deutsche Röntgengesellschaft (DRG) schon seit langem mit Nachdruck dieser Fragen angenommen und entsprechende Aktivitäten entfaltet. Darüber soll im folgenden etwas ausführlicher berichtet werden.

Man versuchte, an die Lösung des Problems von zwei Seiten heranzukommen: zum einen durch die Entwicklung eines bzw. mehrerer Testkörper ("Phantome"), mit deren Hilfe die wichtigsten Parameter der Aufnahmetechnik objektiv bestimmbar sein sollten, zum anderen durch Sammlung einer möglichst großen Anzahl von Röntgenbildern aus der derzeitigen Praxis, die von Patienten gemacht wurden und die den technisch und ärztlich gegebenen Voraussetzungen durchschnittlich als "gut" oder zumindest "akzeptabel" zu erwarten waren.
Dabei sollten die Phantomaufnahmen und die Patientenaufnahmen jeweils vom selben Tag stammen und an derselben Aufnahmeapparatur mit derselben Strahlenqualität gemacht worden sein, so daß die Aufnahmebedingungen vergleichbar sind.

Zu diesem Zweck wurden zunächst in mehrjähriger Arbeit von einem speziellen "Arbeitsausschuß für Qualitätssicherung in der Röntgendiagnostik" der Deutschen Röntgengesellschaft zwei solche Phantome geschaffen: eines für Röntgenaufnahmen am Rumpf und eines für Röntgenaufnahmen der weiblichen Brust. Die Abbildung 2 zeigt eine Röntgenaufnahme des Rumpf-Phantoms.

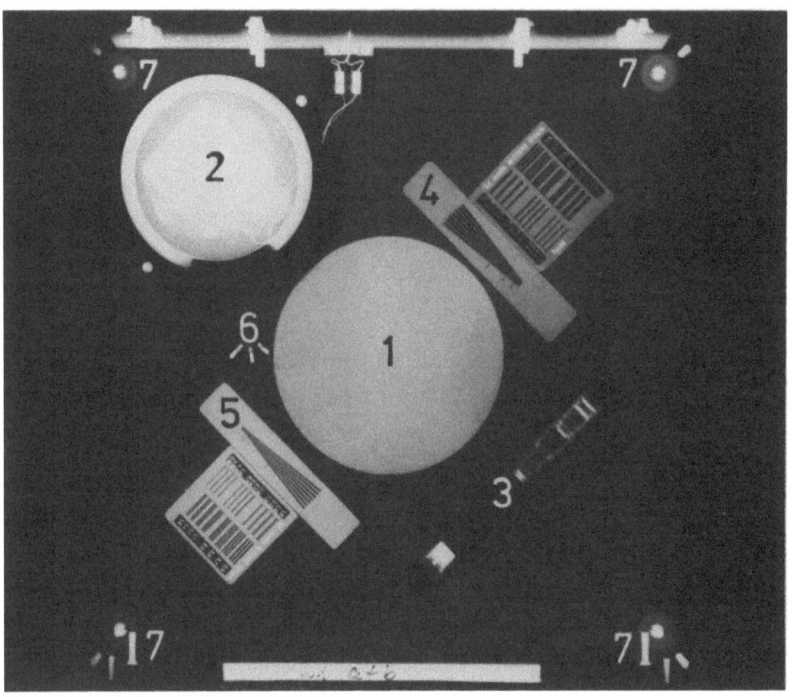

Abb. 2: Röntgenaufnahme des DRG-Rumpfphantoms (Abmessungen 30 cm x 30 cm x 13 cm [1]

    1 Dominantbereich,   2 Zeitmesser,   3 Dosimeter,
    4 Auflösungstest filmfern,   5 Auflösungstest filmnah,
    6 drei Schwärzungsstufen,   7 Feldmarkierungen

Dann wurde - nach verschiedenen gezielten Voruntersuchungen - in Bayern eine groß angelegte "Feldstudie" durchgeführt unter Federführung unserer Klinik und mit Unterstützung des Bundesministeriums für Forschung und Technologie.

Von einem Fachteam (Physiker und Assistentin) wurden 198 radiologische Praxen und Abteilungen in Kliniken und Krankenhäusern in ganz Bayern aufgesucht und dort jeweils folgende Maßnahmen durchgeführt:

1. Kontrolle der Filmverarbeitung nach 2 unterschiedlichen Methoden.

2. Anfertigung von 3 Röntgenaufnahmen des Rumpf-Phantoms mit der an dem betreffenden Arbeitsplatz angewendeten Technik für Aufnahmen des Thorax in 2 Ebenen sowie des Abdomens bei schlankem Patienten, wobei die verwendete Kassette vorher auf einwandfreien Film-Folien-Kontakt überprüft wurde.

3. Anfertigung von 2 Röntgenaufnahmen des Mamma-Phantoms mit der für Mammographie angewendeten Technik bei dicker und bei dünner Brust.

4. Protokollierung aller Geräte- und Aufnahmedaten (Abbildung 3).

5. Aussuchen entsprechender Patientenaufnahmen vom gleichen Tag für die Auswertung durch mehrere erfahrene Radiologen.

Bei der Auswertung der Phantomaufnahmen wurden folgende Größen ermittelt (vgl. Abbildung 2): 3 Schwärzungswerte, die dazugehörigen Kontrastwerte, die Strahlendosis an der Seite des Strahleneintritts, die Belichtungszeit, die Auflösung je zweier Testraster an der Seite des Strahleneintritts (filmfern) und an der Seite des Strahlenaustritts (filmnah). Bei den Mammaphantom-Aufnahmen wurden die Auflösungen in jeweils 3 verschiedenen Schwärzungsbereichen bestimmt.

Die Bewertung der Patientenaufnahmen umfaßte die Belichtung, den Kontrast, die Zeichenschärfe, eventuell vorhandene Bewegungsunschärfen und den technisch beurteilbaren Informationsgehalt nach einer jeweils vorgegebenen Notenskala.

Sämtliche aus den Phantomaufnahmen ermittelten Daten und die ärztlichen Beurteilungen wurden zur systematischen Auswertung in einen Rechner eingespeichert. Als erstes wurde für alle aufgeführten Größen die Häufigkeitsverteilungen errechnet. Abbildung 4 zeigt die verhältnismäßig enge Gruppierung der Zahlenwerte für die Schwärzung im Dominantbereich (S_D), - eine ähnlich schmale Verteilung haben auch die Kontrastwerte und die Werte für die Auflösung - , Abbildung 5 zeigt die breite Verteilung, die sich bei den Dosiswerten ergab - ähnlich breit war die Verteilung der Belichtungszeiten.

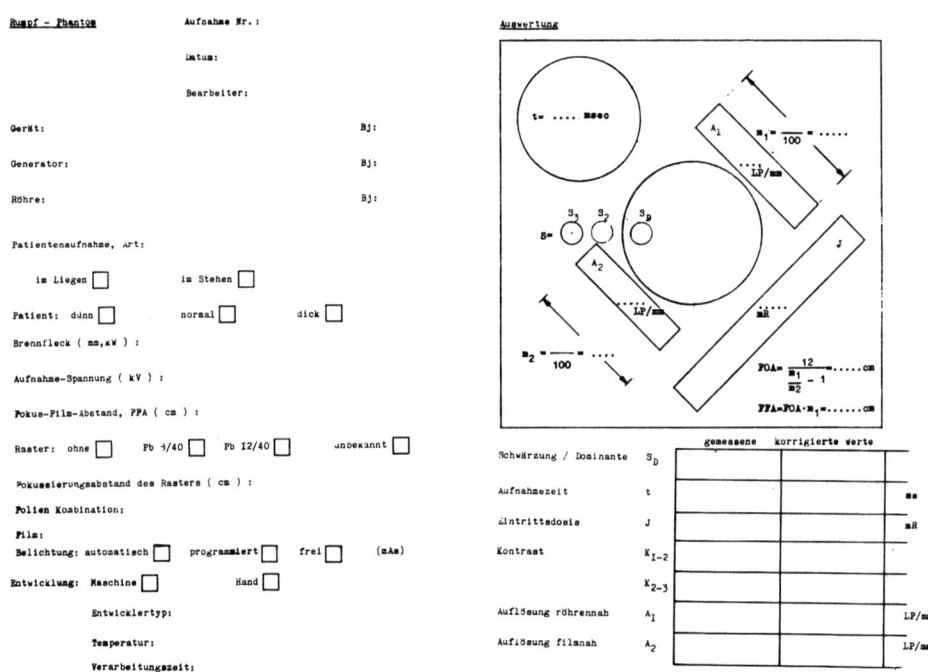

Abb. 3: Protokollformular für die Registrierung der technischen Aufnahmedaten und für die Auswertung der Phantomaufnahme

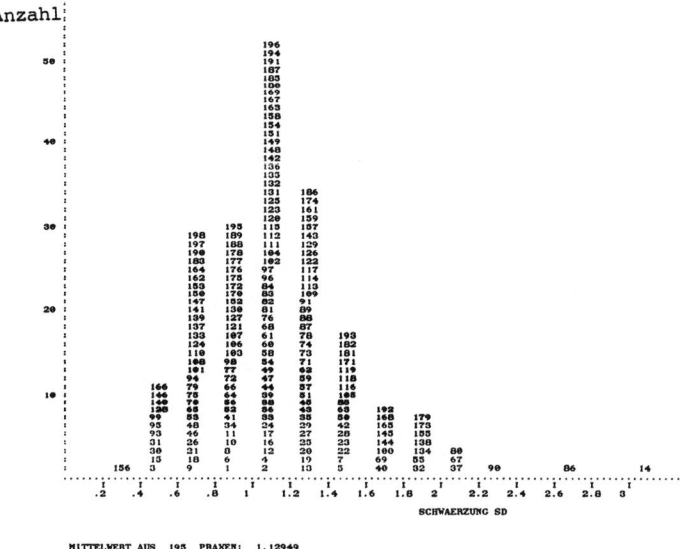

Abb. 4: Häufigkeitsverteilung der Meßwerte der Schwärzung im Dominantbereich der Phantomaufnahmen

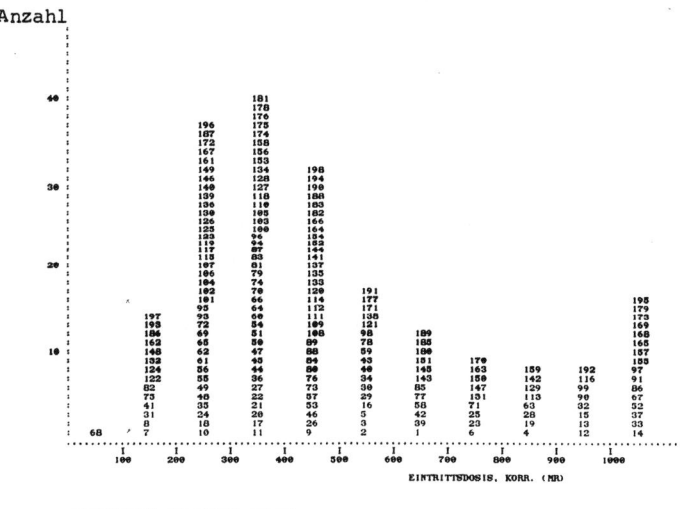

Abb. 5: Häufigkeitsverteilung der Meßwerte der Eintrittsdosis für die Phantomaufnahmen.
Das der Abszissenbezeichnung beigefügte Wort "KORR." bedeutet "korrigiert" und weist darauf hin, daß die verwendeten Dosimeter an einer Standardanlage für Dosimetrie speziell kalibriert worden waren.

Dann wurde für jeden einzelnen getesteten Arbeitsplatz ein "Ergebnisprofil" erstellt, das die gefundenen Resultate, maßstäblich eingeordnet in das jeweilige Zahlenkollektiv, synoptisch darstellt. Abbildung 6a und Abbildung 6b zeigen zwei Beispiele für die Testung der Abdomen-Aufnahmetechnik. Für jede Größe ist eine Skala gezeichnet, die den Mittelwert, den Minimal- und den Maximalwert der Häufigkeitsverteilung in linearem Maßstab enthält. Aus den Häufigkeitsverteilungen einerseits, sowie andererseits unter Heranziehung anerkannter Erfahrungswerte und mit plausiblen Annahmen über noch zulässige Abweichungen wurden versuchsweise obere und untere Grenzwerte abgeleitet, die einen - zunächst vorläufigen - "Unauffälligkeitsbereich" für jede Größe festlegen, er ist in den beiden Abbildungen 6a und 6b schraffiert mit angegeben und bedarf selbstverständlich weiterer Überprüfung. Überhaupt wurde bei der Auswertung die Erkenntnis gewonnen, daß die Zahlenwerte noch weiter verarbeitet werden müssen, ehe man daraus Richtwerte für die Überprüfung eines Aufnahmeplatzes mit diesen Phantomen festlegen kann. Zum Beispiel müßten die Eintrittsdosen, damit apparative Vergleiche angestellt werden können, jeweils auf eine bestimmte Schwärzung, etwa die Schwärzung 1, bezogen werden, - was anhand der ebenfalls ermittelten Gradationskurven, drei Beispiele gibt Abbildung 7, ohne weiteres möglich ist. Dafür sollte die Eintrittsdosisleistung (=Eintrittsdosis/Belichtungszeit) explizit im Ergebnisprofil erscheinen.

Auch wurde bereits klar, daß für die Testung der Thorax-Aufnahmetechnik und der Mammographie noch Änderungen und Ergänzungen der Phantome notwendig sind. Dies wurde schon in Angriff genommen.

Schließlich soll auch den Diskrepanzen im einzelnen nachgegangen werden, die zwischen einigen Teilbefunden auftraten, teilweise auch zwischen Phantomwerten und ärztlicher Beurteilung der zugehörigen Patientenaufnahmen.

Immerhin erlaubt die Analyse der bisher erstellten Ergebnisprofile, zusammen mit den aufgenommenen Protokolldaten und den Ergebnissen der Überprüfung der jeweiligen Filmverarbeitung, doch auch schon jetzt in vielen Fällen, Hinweise für die Verbesserung der Aufnahmetechnik im Sinne der anfangs gegebenen Zielsetzung zu gewinnen. Beispielsweise müßte in Praxis Nr.173 (Abbildung 6b) die Aufnahmetechnik beim Abdomen unbedingt dahin geändert werden, daß sich eine wesentlich geringere Eintrittsdosis ergibt, wenn auch die zugehörige Patientenaufnahme als gut beurteilt wurde. Denn auch die Patientenaufnahme aus der Praxis

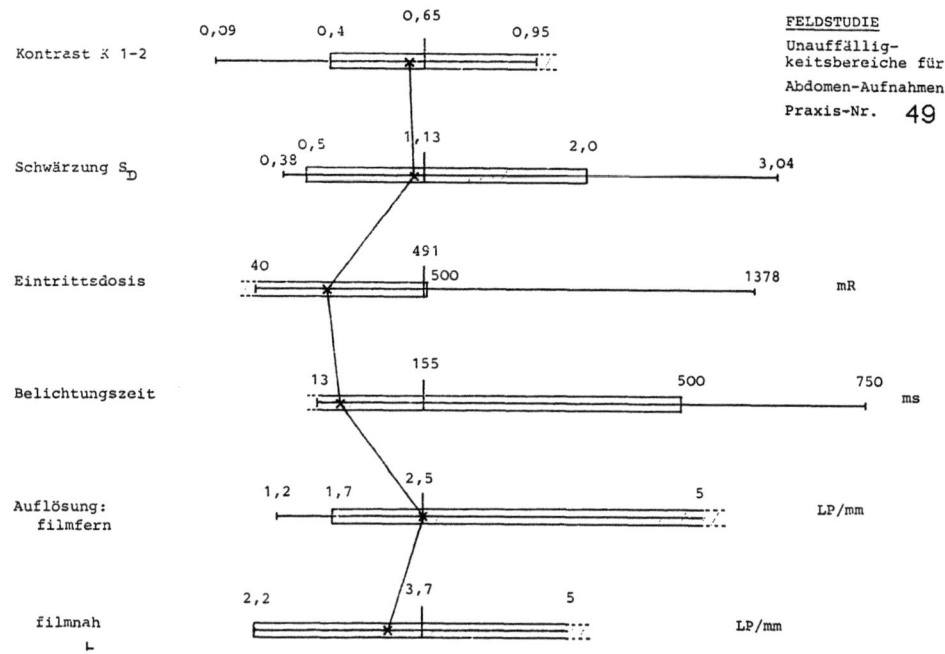

Abb. 6a:

Abb. 6b:
Synoptische Darstellung der Meßwerte von 2 Phantomaufnahmen in Form von Ergebnis-Profilen

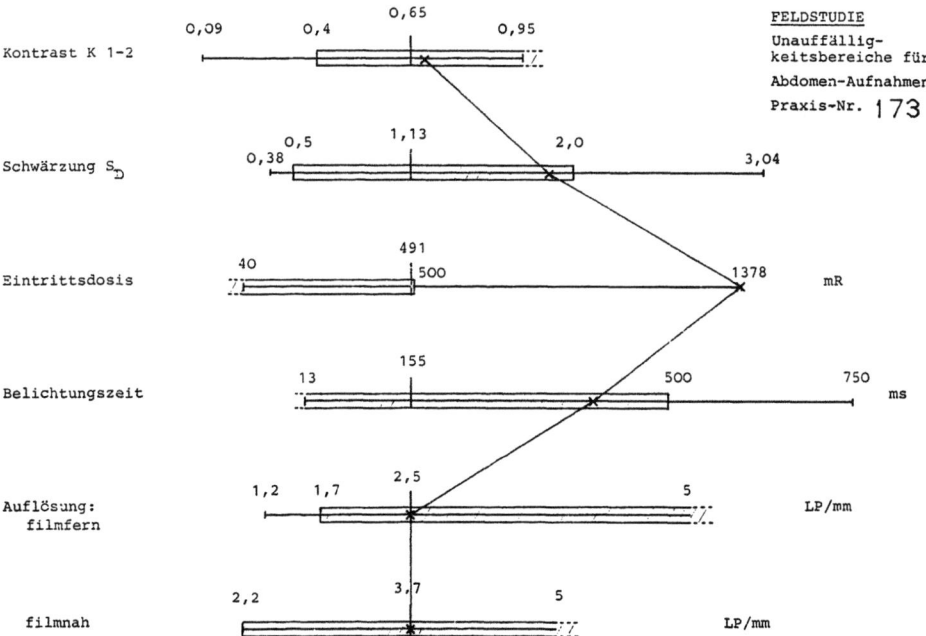

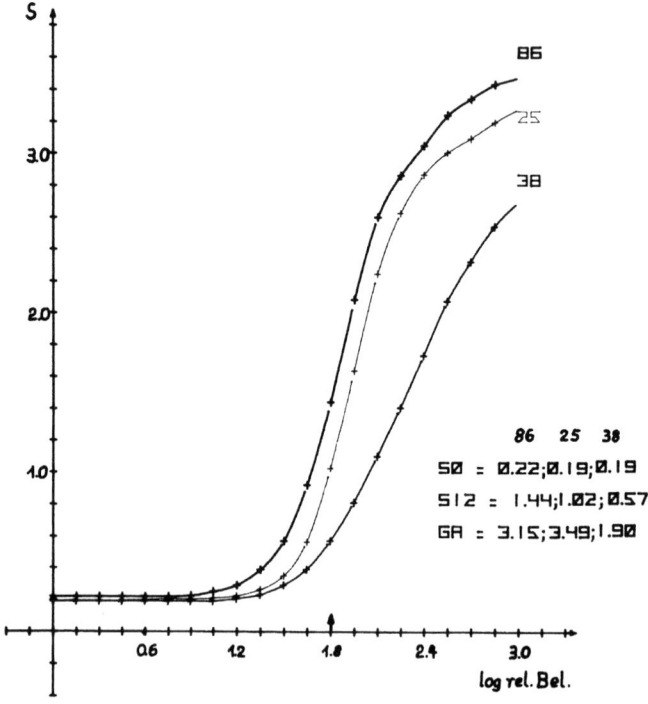

Abb. 7: 3 Gradationskurven aus der Überprüfung der Filmverarbeitung

Nr. 49 wurde gut beurteilt, die hierzu gehörende Eintrittsdosis bei der Phantomaufnahme betrug aber nur einen Bruchteil derjenigen von Nr.173! Ein Teil der Dosisreduzierung könnte schon dadurch gewonnen werden, daß die Belichtungsautomatik, die die mittlere Schwärzung im Dominantbereich bestimmt, auf einen geringeren Wert eingestellt würde, womit auch die Belichtungszeit verkürzt würde, was wegen der möglichen Bewegungsunschärfe immer günstiger ist. Doch müßten zusätzlich wahrscheinlich auch die Verstärkungsfolien ausgetauscht und vielleicht auch die Aufnahmespannung etwas heraufgesetzt werden. Dies nur als Beispiel, - es bleibt noch sehr viel zu tun!

Von den mannigfachen Aktivitäten, die an anderen Stellen ebenfalls systematische Untersuchungen bestimmter Teilgebiete in größerem Rahmen zum Ziele hatten, seien hier nur zwei besonders ergiebige herausgegriffen. Friedrich (1980) [2] untersuchte mittels eines von ihm entwickelten Spezialphantoms in ca. 60 Berliner Praxen die Aufnahmetechnik für Mammographie. Das führte im Ergebnis u.a. zur Einführung von Streustrahlenrastern auch bei diesen mit sehr weicher Röntgenstrahlung durchgeführten Aufnahmen.

Hagemann (1980) [3] untersuchte in Niedersachsen vor allem die technischen Parameter in der allgemeinen Röntgenaufnahmetechnik, ihre Abweichungen vom eingestellten Sollwert und ihre gegenseitige Abhängigkeit. Auch er benutzte ein eigens dafür konstruiertes Phantom. In 19 Praxen machte er 42 Testaufnahmen und wertete sie aus hinsichtlich Aufnahmespannung, Expositionszeit, Eintrittsdosis, mittlere Schwärzung, Kontrast, Auflösung, Brennfleckgröße, Belichtungsautomatik und Eigenschaften der Verstärkungsfolien. Aus seinen Auflösungswerten und der zugehörigen Eintrittsdosis bildet er eine "Kennzahl", die zusammen mit der Expositionszeit in gewissen Grenzen eine Beurteilung der jeweiligen Aufnahmetechnik erlaubt.

Zum Schluß sei kurz berichtet, daß alle Erfahrungen und Vorschläge, die weltweit gemacht wurden, von der Weltgesundheitsorganisation kürzlich in einem mehrtätigen Workshop eingehend diskutiert worden sind und daß daraus bereits einige allgemeine Empfehlungen für die technische Qualitätssicherung in der Röntgendiagnostik abgeleitet wurden. Man legte drei Ebenen für die Überprüfung fest. Die erste Ebene betrifft den Anwender selbst. Er soll - mit relativ einfachen Hilfsmitteln, die auch preiswert erhältlich sein werden - arbeitstäglich sowohl Testaufnahmen machen, die ihn Abweichungen der eingestellten Parameter von den vorher niedergelegten Standardwerten erkennen lassen, als auch, getrennt davon, die Filmverarbeitung überprüfen. Die zweite Ebene wird hauptsächlich vom technischen Service der beteiligten Firmen gebildet. Die hierfür zu empfehlenden Testkörper und Testmethoden werden im einzelnen noch erarbeitet. Die weiterentwickelte Form des DRG-Phantoms könnte hier eingesetzt werden. Die dritte Ebene schließlich soll speziellen Zentren vorbehalten bleiben; für ihre recht umfangreiche physikalisch-technische Ausrüstung wurden ebenfalls schon Vorschläge ausgearbeitet.

Somit kann festgestellt werden, daß zumindest in dem Teilbereich "Technik" in den letzten Jahren zweifellos beträchtliche Fortschritte auf dem Wege zu gleichmäßig guter Qualität in der Röntgentechnik erzielt worden und für die Zukunft brauchbare Richtlinien gegeben sind.

Literatur:
1. Kütterer, G.; Lang, G.; Panzer, W.; Schätzl, M.; Schott, O.: Röntgenblätter 31 (1978) 27
2. Friedrich, M.: Habilitationsschrift FU Berlin (1980)
3. Hagemann, G.: Röntgenblätter 33 (1980) 379 und 475

PROBLEME DER QUALITÄTSSICHERUNG IN DER HOCHDRUCKDIAGNOSTIK

M. Anlauf, F. Weber, H. Hirche

Medizinische Klinik und Poliklinik des Klinikums Essen (GHS), Institut für medizinische Informatik und Biomathematik der Universität (GHS) Essen

Das pathogenetische Grundmodell der Hochdruckkrankheit geht von der Annahme aus, daß ein über längere Zeit bestehender erhöhter intraarterieller Druck zu kardiovaskulären Komplikationen führt. Während dieser Entwicklung sind häufig objektive Organbefunde als Zeichen der Adaptation an den erhöhten Druck und/oder als Hinweise auf bereits beginnende Schädigungen festzustellen. Seltener treten subjektive Beschwerden auf, so selten, daß PAGE vom Hochdruck als einer "symptomless disease" gesprochen hat. Der entscheidende Befund für die Diagnose einer Hypertonie sowie für die Erfolgskontrolle ihrer Behandlung bleibt somit die Höhe des in Ruhe indirekt gemessenen Blutdrucks. Die hiermit verbundenen Probleme der Qualitätssicherung sollen Gegenstand der folgenden Ausführungen sein. Die übrige Hochdruckdiagnostik, die vor allem der Suche nach Hochdruckursachen gilt, bleibt unberücksichtigt.

Präzision und Richtigkeit der indirekt gemessenen Blutdruckwerte

Die Kompliziertheit der indirekten Blutdruckmessung nach der Standardmethode von Riva-Rocci und Korotkow mit ihren technischen aber vor allem auch psychologischen Fehlermöglichkeiten läßt immer wieder Zweifel an der Reproduzierbarkeit vor allem der diastolischen Meßergebnisse aufkommen.

Eine Möglichkeit, Beobachterfehler zumindest in der artifiziellen Situation eines Testes zu prüfen, gibt ein von der American Heart Association entwickelter Film [1], in dem 14 Blutdruckmeßsequenzen nach der Methode von Riva-Rocci und Korotkow in Ton und Bild dargeboten werden. Einzige Aufgabe des Beobachters ist es, die Korotkow-Geräusche dem jeweiligen Stand des Quecksilbermanometers zuzuordnen und die abgelesenen Werte zu notieren.

Sequenz	x̄ (mmHg)	s (mmHg)
1	102,9	2,2
2	72,3	1,9
3	97,3	1,6
4	105,8	2,0
5	103,8	2,1
6	69,2	1,0
7	82,1	1,8
8	71,5	1,5
9	101,2	1,6
10	69,7	1,7
11	102,8	2,2
12	67,5	1,9
13	97,3	1,2
14	101,3	1,3

n = 11 Untersucher

] identische Sequenz

Abb. 1 : Bestimmung des diastolischen Blutdrucks anhand von 14 Meßsequenzen des Films "Blood Pressure Readings" [1]

Die Auswertung eines solchen Tests bei 11 Medizinstudenten und technischen Assistenten ergab für die Standardabweichungen des diastolischen Drucks einen Bereich zwischen 1,0 und 2,2 mmHg (Abb. 1). Da fünf Sequenzen in zufälliger Reihenfolge sich je einmal wiederholen, kann in der gleichen Untersuchung die Reproduzierbarkeit der Werte überprüft werden. Die Differenzen der diastolischen Mittelwerte lagen zwischen 0,0 und 0,9 mmHg. Die Ergebnisse für den systolischen Druck: Die Abweichungen zwischen den Probanden waren hier geringer und zwar von 1,0 bis 1,8 mmHg. Die größte Mittelwertsdifferenz zwischen identischen Sequenzen betrug 0,6 mmHg, die kleinste 0,1 mmHg.

Bei der technischen Ausrüstung für die Blutdruckmessung nach der Methode von Riva-Rocci und Korotkow ist zweifellos das Stethoskop der variabelste Teil. Während die Manschette des Blutdruckgerätes sowie das Manometer Herstellungsnormen bzw. Eichpflichten unterliegen, benutzt - von Spezialausführungen abgesehen - der Arzt im allgemeinen sein eigenes, nicht normiertes Stethoskop.

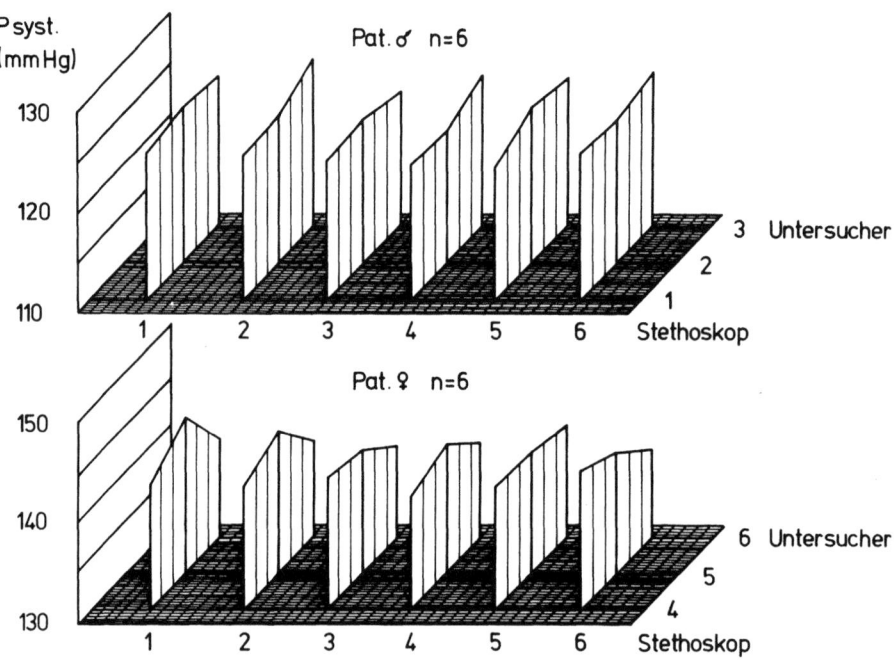

Abb. 2: Mittlerer systolischer Blutdruck in Abhängigkeit vom Untersucher und vom verwendeten Stethoskop. Jede Säule repräsentiert den Mittelwert aus je 3 Messungen an 6 Patienten. Gesamtzahl der Messungen: 648.

Wir prüften den Einfluß von 6 in der Bauart sehr differenten Stethoskopen auf das Ergebnis der Blutdruckmessungen [2]. In 2 randomisierten Blockversuchen einmal an 6 männlichen, das zweite Mal an 6 weiblichen Patienten mit jeweils drei Untersuchungen, wurden in insgesamt 648 Messungen die Variationen der diastolischen Meßergebnisse untersucht (Abb.2). In der Varianzanalyse war der Stethoskop-Einfluß nicht signifikant, im Gegensatz zum Untersucher- und Patienteneinfluß. Überraschenderweise ließ sich auch keine signifikante Wechselwirkung zwischen Stethoskop und Untersucher, bzw. zwischen Stethoskop und Patient nachweisen. Die maxi-

malen Abweichungen der einzelnen Untersuchermittelwerte zum allgemeinen
Mittelwert betrugen 2,5 mmHg.

Verschiedene Gründe sprechen dafür, den Blutdruck vom Patienten selbst
messen zu lassen. Erstens sind dadurch Messungen häufiger möglich als in
der ärztlichen Praxis, zweitens kann dies in gewohnter Umgebung geschehen ohne die emotionalen Belastungen durch den Praxisbesuch. So stellt
sich die Frage, ob die mit mehr oder weniger geschultem medizinischen
Personal gemachten guten Erfahrungen bei der Blutdruckmessung nach der
nicht automatisierten Standardmethode auch bei medizinischen Laien zu
erwarten sind. Sehr bald wurde versucht, die Blutdruckmessung zu erleich-
tern und zwar durch Aufnahme der Korotkow-Geräusche und ihre elektroni-
sche Umwandlung in ein Licht- oder Tonsignal. Da diese sogenannten elektronischen Geräte neben Komfort auch größere Präzision versprechen, ist
hier ein großer Markt entstanden. Nachdem erste Erfahrungen eher Abnah-
me der Meßgenauigkeit ergeben hatten, folgte vor 2 Jahren die Stiftung
Warentest der Anregung, alle für die Selbstmessung entwickelten Geräte
des deutschen Marktes einem Test zu unterziehen [16]. Ein wesentlicher
Teil der klinischen Untersuchungen wurde bei uns vorgenommen [4], die
Versuchsanordnung war einfach. Während der Messung des Blutdrucks durch
den Probanden auskultierte gleichzeitig ein erfahrener Prüfer die
Korotkow-Geräusche in der Ellenbeuge des Meßarmes. Das Manometer des Patienten war über ein Y-Stück mit dem Quecksilbermanometer des Prüfers
verbunden, so daß beide die Blutdruckwerte getrennt auf 2 Manometern ab-
lesen konnten.

Im Mittel nahmen 23 Probanden pro Gerät je 5 Messungen vor. Die Probanden waren etwa gleich verteilt nach Alter, Geschlecht, Blutdruckhöhe und
Erfahrungsgrad in der Blutdruckselbstmessung. Diastolisch wurden mit dem
schlechtesten elektronischen Gerät im Mittel um 18,7 mmHg niedrigere
Werte vom Patienten gemessen als vom Prüfer. Für die Stethoskopgeräte
dagegen lag der entsprechende Extremwert bei 7,6 mmHg. Die Varianzanalyse zeigte bei den elektronischen Geräten u.a. einen signifikanten Einfluß des Geschlechtes auf die diastolischen Meßwertdifferenzen. Bei 16
der 19 Geräte wiesen Frauen zum Teil erheblich geringere Meßwertdifferenzen auf als Männer. Dies kann dadurch bedingt sein, daß die Mikro-
phone nicht nur die Korotkow-Geräusche, sondern auch die anschlagende
Pulswelle registrieren, so daß bei Männern Artefakte weit unterhalb des

diastolischen Blutdrucks auftreten können.[1]

Prinzipiell berechtigt ist der Einwand, daß der Kostenrahmen für Blutdruckselbstmeßgeräte (bis etwa DM 500,--) der technischen Ausgestaltung Grenzen setzt. Daß aber auch bei sehr teuren Geräten Skepsis angebracht ist, haben Untersuchungen [3,12] mit einem Gerät ergeben, das nach dem Ultraschall-Doppler-Verfahren arbeitet.

Blutig-unblutige Meßwertdifferenzen des Blutdrucks

Das Ausmaß der direkt-indirekten Blutdruckdifferenzen kann von Untersucher zu Untersucher sehr unterschiedlich sein [6,8]. Ein wichtiger Grund hierfür ist die Tatsache, daß oft nur relativ kleine Kollektive, etwa nur 10 bis 15 Probanden untersucht werden können. Sie stellen dann keine repräsentative Stichprobe in Bezug auf alle möglichen Variablen dar, die Einfluß auf die blutig-unblutigen Meßwertdifferenzen haben können, wie Alter, Geschlecht, Blutdruckhöhe, Umfang und Weichteilverhältnisse des Oberarms. Zudem sind zumindest in älteren Arbeiten die Meßergebnisse stark von den Methoden der indirekten und direkten Blutdruckmessung beeinflußt. Im Mittel liegt der indirekt gemessene systolische Blutdruck um wenige mmHg unter dem blutig gemessenen, der diastolische Druck in Phase IV der Korotkow-Geräusche um 4 bis 8 mmHg über, in Phase V um wenige mmHg unter dem intraarteriellen Wert. Das Kriterium der Phase IV ist ein deutliches Leiserwerden sowie eine Dämpfung der Korotkow-Geräusche. Wird nur auf das Leiserwerden geachtet, wie häufig bei Ungeübten, so sind die Differenzen zwischen Phase IV und Phase V zumeist größer, wird dagegen das Kriterium der Dämpfung mitberücksichtigt, so können diese Differenzen bei einem Patienten in Ruhe und mit normalem Herzzeitvolumen verschwindend gering sein [18]. Die praktischen Unsicherheiten in der Beurteilung der Phase IV zusammen mit der Tatsache, daß allen vorliegenden epidemiologischen Untersuchungen zur Beurteilung des kardiovaskulären Risikos beim Hochdruck die Phase V zur Grundlage haben, waren Gründe für die Änderungen der WHO-Empfehlung und der Empfehlungen der Deutschen Liga zur Bekämpfung des hohen Blutdruckes [7], die jetzt gemeinsam vorschreiben, den diastolischen Blutdruck doch wieder in Phase V zu messen. Ausgenommen sind Schwangere und Kinder, weil diese in der Regel ein hohes Herzzeitvolumen haben.

---

[1] Die bisher vorliegenden Untersuchungen haben die Physikalisch-Technische Bundesanstalt, die für die Zulassung der Geräte verantwortlich ist, veranlaßt, die Hersteller zur Vorlage klinischer Testergebnisse zu verpflichten.

Von vielen Untersuchern wurden signifikante Korrelationen zwischen den indirekt-direkten Blutdruckdifferenzen einerseits und dem Oberarmfang andererseits und zwar sowohl für den systolischen wie für den diastolischen Blutdruck beschrieben. Dies ist eine Folge der standardisierten Manschettenbreite, die eine ausreichende Übertragung des Manschettendrucks auf das Arterienlumen nur bedingt, und zwar in Abhängigkeit vom Oberarmumfang zuläßt. Nach neueren Untersuchungen scheint dieses Problem mit wesentlich breiteren Manschetten lösbar [5]. Allerdings muß bisher ihre Anwendung kombiniert werden mit der Aufnahme neuartiger Blutdruckmeßsignale, wie Ultraschall-Doppler-Phänomenen.

Bereits im Laufe eines Tages unterliegt der Gelegenheitsblutdruck (casual blood pressure) erheblichen Schwankungen. Vor allem während des Schlafes sinkt der systolische und diastolische Druck deutlich ab. Mit normierten Entspannungsmanövern bemühte man sich daher, die beim Menschen spontan auftretenden niedrigsten Blutdruckwerte (basal blood pressure) zu erreichen [11,13]. Intraarterielle und telemetrische Vergleichsuntersuchungen an Hypertonie-Patienten zeigten, daß der Gelegenheitsblutdruck (über 1 min gemittelt im Liegen nach 2-minütigem Sitzen) im Mittel systolisch um 45 mmHg und diastolisch um 15 mmHg höher ist als die niedrigsten Werte im Schlaf [10]. Auch mit den oben genannten Entspannungsmanövern bei wachen Patienten sind diese Blutdruckminima nicht zu erreichen. Ein Vergleich des Gelegenheitsblutdrucks mit be- und entlastungsbedingten Schwankungen der Blutdruckhöhe zeigte, daß der Gelegenheitsblutdruck ein ungefähres Maß für den Mittelwert aller unter alltäglichen Bedingungen registrierten Blutdruckwerten darstellt [10].

<u>Blutdruckhöhe und übrige Zeichen der Hochdruckkrankheit</u>
Körperliche Beschwerden und bereits aufgetretene kardiovaskuläre Hochdruckkomplikationen zeigen bei Analyse großer Patientengruppen meist keine verläßliche Beziehung zur Blutdruckhöhe. Sie lassen uns daher als Plausibilitätskriterien für die Diagnose einer arteriellen Hypertonie weitgehend im Stich. Kopfschmerzen, Nasenbluten, Ohrensausen und Schwindel werden häufig mit einem Hochdruck in Zusammenhang gebracht. Bei einem Kollektiv von mehreren Tausend Probanden konnte dagegen keine korrelative Beziehung zwischen den genannten Beschwerden und der Blutdruckhöhe nachgewiesen werden [19]. Sokolow [15] verglich die Schwere der bereits eingetretenen Hochdruckkomplikationen am Augenhintergrund sowie am Herzen mit der Höhe des diastolischen Blutdrucks an über 100 Patienten im Durchschnittsalter von 45 Jahren. Obgleich eine signifikante Korrelation zwischen den anhand der Komplikationen ermittelten Schwere-

graden und den diastolischen Blutdruckwerten bestand, überlappen sich die Verteilungen in einem weiten Bereich. Wurden nicht Gelegenheitsblutdrucke, sondern die Mittelwerte der vom Patienten im Abstand von einer halben Stunde während des Tages selbst gemessenen Drucke zugrundegelegt, war der Korrelationskoeffizient gering aber signifikant höher. Eine Betrachtung der Häufigkeitsverteilungen zeigt allerdings, daß der diagnostische Gewinn für die Beurteilung eines einzelnen Patienten gering ist. Dies wird besonders deutlich, wenn man die Daten nach Art der ROC-Analyse [17] unter den Gesichtspunkten von Sensitivität und Spezifität aufschlüsselt (Abb. 3).

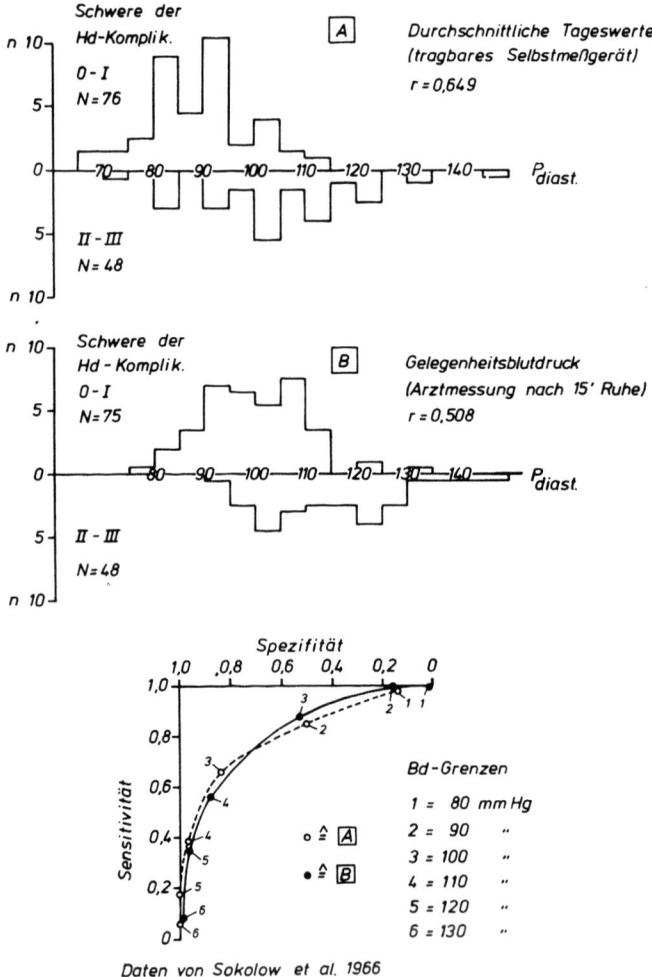

Abb. 3: Hochdruckkomplikationen und Höhe des diastolischen Blutdrucks bestimmt durch Selbstmessung (A) sowie durch Arztmessung (B) bei 123 bzw. 124 Patienten (Daten aus 15). Unterer Abbildungsteil: Darstellung der Befunde als "receiver operating characteristic" (nach 17).

Blutdruckhöhe und Lebenserwartung

Welchen Einfluß die Blutdruckhöhe auf die Prognose des Patienten haben kann, zeigten sehr eindrucksvoll bereits 1959 die Analysen des Materials amerikanischer und kanadischer Lebensversicherungsstatistiken [14]. Danach haben bereits Patienten mit einem Blutdruck über 140 mmHg systolisch und über 90 mmHg diastolisch eine geringere Lebenserwartung als Patienten mit niedrigerem Blutdruck. Blutdruck und Lebenserwartung korrelierten negativ nicht nur im Bereich hoher, sondern auch im Bereich niedriger Werte. Dies macht die Problematik der Normwertbestimmung deutlich. Allerdings streuen die bisher vorliegenden Daten in einem weiten Bereich unter anderem in Abhängigkeit von dem gleichzeitigen Vorliegen anderer Risikofaktoren.

Ebenso wichtig wie die Kenntnis dieser Zusammenhänge ist meist für den Patienten die Frage, was mit einer lang dauernden antihypertensiven Therapie erreicht werden kann. Zur Zeit verfügen wir über eine Reihe von Studien, die alle eindeutig gezeigt haben, daß durch eine konsequente antihypertensive Therapie bereits in einem Zeitraum von fünf Jahren die Anzahl kardiovaskulärer Todesfälle vermindert werden kann (Übersicht: siehe 9). Diese Studien sind in Bezug auf die Patientenauswahl, die Art der Behandlung sowie die weiteren methodischen Details allerdings sehr unterschiedlich. Teilweise wurden die Patienten der Kontrollgruppe nicht unbehandelt gelassen, sondern nur einem weniger effizienten Behandlungsverfahren unterzogen. Die Anzahl der in den Studien vertretenen Patienten liegen zwischen 10 und über 5.000. Inwieweit darüberhinaus Unterschiede in der Häufigkeit der Blutdruckmessung bei Behandlungsbeginn die dokumentierten Beziehungen zwischen der Blutdruckhöhe und dem Behandlungsnutzen beeinflußt haben, kann unseres Erachtens nur eine erneute Analyse der Einzeldaten klären.

Zusammenfassung:

1. Der indirekt gemessene Gelegenheitsblutdruck nach der Methode von Riva-Rocci und Korotkow besitzt eine ausreichende Reproduzierbarkeit.

2. Die Repräsentativität des Gelegenheitsblutdrucks für die tatsächlich auf Dauer im arteriellen System herrschenden Drucke ist ausreichend. Durch Wiederholungsmessungen kann sie allerdings verbessert werden.

3. Objektive Befunde und subjektive Beschwerden der Hochdruckkrankheit können in vielen Fällen nicht als verläßliches Plausibilitätskriterium für die Höhe eines gemessenen Gelegenheitsblutdrucks herangezogen werden.

4. Das kardiovaskuläre Risiko nimmt mit der Höhe des Blutdrucks deutlich zu. Durch eine wirkungsvolle Behandlung kann es nach allen bisher vorliegenden Studien gesenkt werden, auch dann, wenn nur eine leichte Hypertonie vorliegt. Über den Nutzen der Therapie im Einzelfall kann allerdings häufig keine befriedigend quantifizierte Voraussage getroffen werden.

Literatur:

1. American Heart Association
    Blood Pressure Readings.
    Institut für den wissenschaftlichen Film, Nonnenstieg 72,
    3400 Göttingen

2. Anlauf, M., D. Happe, H. Hirche:
    Untersucher- und Geräteeinfluß auf die Höhe des indirekt gemessenen Blutdrucks.
    Therapiewoche 27, 7810, 1977

3. Anlauf, M., G. Schley, K.D. Bock:
    Simultane Messungen des Blutdrucks intraarteriell, mit der Standardmethode und mit dem Ultraschall-Dopplerverfahren.
    Therapiewoche 26, 7582, 1976.

4. Anlauf, M., F. Weber, H. Hirche, R. Simonides:
    Vergleichende klinische Untersuchungen zur Meßgenauigkeit konventioneller und elektronischer Blutdruckselbstmeßgeräte.
    Biomed. Technik 25, Ergänzungsband, 41-43, 1980.

5. Cohen, M.L., L. Steinfeld, H. Alexander:
    Fortschritte in der Sphygmomanometrie.
    Münch. med. Wochenschrift 119, 967, 1977.

6. Deutsche Gesellschaft für Kreislaufforschung (Kommission, Vorsitz: K.D. Bock):
    Empfehlungen zur indirekten Messung des Blutdrucks beim Menschen.
    Zeitschr. f. Kreislaufforschung 60, 1971.

7. Deutsche Liga zur Bekämpfung des hohen Blutdrucks:
    Empfehlungen zur Blutdruckmessung.
    Heidelberg 1980.

8. Geddes, L.A.:
    The Direct and Indirect Measurement of Blood Pressure.
    Year Book Medical Publishers, Chicago 1970.

9. Holzgreve, H.:
    Die Prognose der arteriellen Hypertonie und ihre Beeinflussung durch antihypertensive Therapie.
    Internist 22, 156-161, 1981.

10. Krönig, B.:
    Blutdruckvariabilität bei Hochdruckkranken.
    Verlag Hüthig, Heidelberg 1976.

11. Meesmann, W., H.J. Stöveken, C.P. Billing:
    Die Bestimmung des Basisblutdrucks in der Praxis durch die Ermittlung des sogenannten Entspannungswertes.
    Deutsche med. Wochenschrift 95, 734, 1970.

12. Rubin, P., K. McLean, J. Reid:
    A comparative study of automated blood pressure recorders.
    Postgr. Med. Journal 56, 815-817, 1980.

13. Smirk, F.H.:
    Casual and Basal Blood Pressures. IV. Their Relationship to the Supplemental Pressure with a Note on Statistical Implications.
    Brit. Heart Journal 6, 1976, 1944.

14. Society of Actuaries:
    Build and Blood Pressure Study, Vol 1.
    Chicago 1959, 367-427.

15. Sokolow, M., D. Werdegar, H.K. Kain, A.T. Hinman:
    Relationship Between Level of Blood Pressure Measurement Casually and by Portable Recorders and Severity of Complications in Essential Hypertension.
    Circulation 34, 279, 1966.

16. Stiftung Warentest:
    Test: Blutdruckmeßgeräte. Teure Elektronik auf schwachen Füßen?
    Stiftung Warentest, Heft 5, 1980.

17. Turner, D.A.:
    An Intuitive Approach to Receiver Operating Characteristic Curve Analysis.
    J. of Nuclear Med. 19, 213, 1978.

18. Ulrych, M., B. Burianova, A. Hornych, M. Mydlik, T. Dousa, Z. Heil:
    Comparison of Direct and Indirect Methods of Measurement of Arterial Blood Pressure in Man.
    Cor vasa 8, 77, 1966.

19. Weiss, N.S.:
    Relation of High Blood Pressure to Headache, Epistaxis and Selected Other Symptoms.
    New Engl. J. of Medicine, 287, 631, 1972.

20. World Health Organization:
    Arterial Hypertension.
    WHO Technical Report Series 628, Geneva 1978.

QUALITÄTSSICHERUNG IN DER ZYTOLOGIE
H.-J. Soost
Institut für Klinische Zytologie der Technischen Universität München

Die Zytodiagnostik ist auf vielen Organgebieten ohne besonderen apparativen und personellen Aufwand durchzuführen. Dies verleitet geradezu, sie auf breiter Basis auch in der Praxis anzuwenden. Dennoch können Fehldiagnosen, die oft nicht leicht zu erkennen sind, schwerwiegende Konsequenzen haben. Wirksame Maßnahmen zur Qualitätssicherung sind daher dringend erforderlich.

Vorbedingungen für die Qualitätssicherung in der Zytodiagnostik

In der gynäkologischen Zytologie, auf die ich mich hier beschränken will, - denn sie macht 90% aller zytologischen Untersuchungen aus - ist die Rate der positiven und verdächtigen Befunde außerordentlich niedrig. Sie liegt, je nachdem wieweit eine Bevölkerung bereits durchuntersucht wurde, bei Krebsvorsorgeuntersuchungen nicht höher als 0,5-1,5%.

Würde ein Zytologe also alle Präparate, ohne sie zu untersuchen, mit einem negativen Befund herausgeben, so könnte er immer noch auf eine Rate von mindestens 98,5% richtig negativen Befunden verweisen (Wied). Wollte man einer Zytologieassistentin, die 10 000 zytologische Präparate im Jahr vormustert, eine mehr als 10%ige Fehlerrate statistisch sicher nachweisen, so würde man bei einer Rate von 5% positiven Befunden 13 Jahre dazu benötigen (Melamed). Aus diesen beiden Fakten ergibt sich bereits, wie problematisch die Qualitätssicherung in der Zytologie ist.

Darüber hinaus ist die Beurteilung der Güte der zytologischen Diagnostik nicht mit Qualitätskontrolltechniken möglich, wie sie z.B. in der klinischen Chemie üblich sind. Zytologische Befunde können nicht in Gramm, Litern und anderen Maßeinheiten angegeben werden. Sie unterliegen vielmehr, ähnlich wie histopathologische oder röntgenologische Befunde, bis zu einem gewissen Grade einer subjektiven Interpretation, in die unter Berücksichtigung zahlreicher Gesichtspunkte das Erfahrungswissen des Untersuchers einfließt.

Die Ursachen für falsch positive und falsch negative zytologische Befunde können mannigfaltig sein. Die häufigsten Fehlerquellen sind:
1. Unsachgemäße Entnahme des Abstrichs in der gynäkologischen Sprechstunde: Der Abstrich wird an falscher Stelle oder mit mangelnder Sorgfalt entnommen. Dies ist die häufigste Ursache falsch negativer zytologischer Befunde. Er kann zu dick oder zu dünn angefertigt sein oder mangelhaft fixiert sein.
2. Fehlerhafte Diagnostik im zytologischen Laboratorium durch
    - Fehler bei der technischen Bearbeitung,
    - Übersehen atypischer Zellen bei der Vormusterung durch die Zytologieassistentin,
    - Fehldeutung der zu beurteilenden Zellen seitens des Arztes.
3. Unzureichende Abklärung der positiven und verdächtigen zytologischen Befunde:
   Als Referenzmethode für positive zytologische Befunde gilt die Histologie. Auch sie ist jedoch nicht immer zuverlässig. Falsch negative histologische Befunde können durch unsachgemäße Gewebeentnahme oder unzureichende Aufarbeitung des entnommenen Materials entstehen. Zahlreiche histologische Befunde lassen einen subjektiven Ermessensspielraum bei der Beurteilung zu, so daß eine scheinbare Nichtübereinstimmung mit der Zytologie vorgetäuscht werden kann.

Für die Bestätigung negativer zytologischer Befunde steht eine histologische Untersuchung nur in seltenen Fällen zur Verfügung. Hier müssen Langzeitbeobachtungen mit wiederholten zytologischen Kontrollen herangezogen werden. Wird ein negativer zytologischer Befund durch zwei weitere, zeitlich getrennt erhobene negative Befunde bestätigt, so kann man annehmen, daß der erste Befund mit an Sicherheit grenzender Wahrscheinlichkeit richtig war.

<u>Bereits eingeführte Maßnahmen zur Qualitätssicherung</u>

Für die gynäkologische Krebsvorsorge wurden (nach langem Ringen darum) zwei Maßnahmen zur Qualitätssicherung zytologischer Befunde seitens der Kassenärztlichen Bundesvereinigung eingeführt, nämlich:
1. Richtlinien für die Zulassung von Ärzten zur zytologischen Tätigkeit,
2. Empfehlungen zur Qualitätssicherung zytologischer Untersuchungen.

Zu 1.: In den Richtlinien der Kassenärztlichen Bundesvereinigung über
die Voraussetzungen zur Durchführung von zytologischen Untersuchungen
im Rahmen der Krebsfrüherkennungsmaßnahmen bei Frauen (Zytologie-Richt-
linien) ist vorgeschrieben, daß Pathologen mindestens 3000 Fälle aus
der gynäkologischen Exfoliativzytologie persönlich beurteilt haben
müssen, darunter mindestens 150 Fälle von Genitalkarzinomen oder deren
Vorstadien. Für Gynäkologen, Laborärzte, in Ausnahmefällen auch andere
Ärzte ist eine mindestens halbjährig ganztätige oder 2-jährig berufsbegleitende Weiterbildung in der Zytologie vorgeschrieben, wobei der
Nachweis der Beurteilung von mindestens 5000 Fällen aus der gynäkologischen Exfoliativzytologie erforderlich ist. Außerdem müssen die Ärzte
als Voraussetzung für die Zulassung die Teilnahme an einer anerkannten
Fortbildungsveranstaltung mit praktischen Übungen auf dem Gebiet der
gynäkologischen zytologischen Diagnostik nachweisen.

Zu 2.: Die Durchführungsbestimmungen zur Qualitätssicherung zytologischer Untersuchungen im Rahmen der Früherkennung des Zervixkarzinoms
enthalten als wesentlichsten Punkt die Verpflichtung zur Führung einer
Statistik, d.h. der Zytologe muß eine Kartei über alle positiven und
verdächtigen zytologischen Befunde führen und diese Fälle solange wei-
terverfolgen, bis der zytologische Befund entweder histologisch bestätigt ist oder sich durch die nachfolgende Beobachtung als unrichtig
herausgestellt hat.

Jeweils am 1. Juli ist eine Sammelstatistik über die Verteilung der
zytologischen Diagnosen des Vorjahres (Grobstatistik), am 1. November
eine Statistik über die Ergebnisse der histologischen bzw. zytologischen
Abklärung der positiven und verdächtigen zytologischen Befunde aus dem
Vorjahr (Feinstatistik) zu erstellen.

Die Meldungen über Grob- und Feinstatistik werden über die Kassenärztlichen Vereinigungen der Länder bei der Kassenärztlichen Bundesvereinigung in Köln gesammelt. Zielvorstellung ist es, daraus Richtzahlen zu
entwickeln, an denen die in der Praxis zytologisch tätigen Ärzte die
Leistung ihres eigenen Labors messen können. Es erscheint mir persönlich fraglich, ob dies möglich sein wird, da die jährlichen Untersu-
chungszahlen in den meisten Laboratorien für solche Vergleiche viel zu
klein sein dürften.

Allein die Tatsache aber, daß jeder Zytologe verpflichtet ist, eine
Kartei der positiven und verdächtigen Befunde zu führen und diese auch
weiterzuverfolgen, - was bis dahin keineswegs allgemein üblich war (!) -
dürfte wesentlich zur Verbesserung der Qualität beitragen; denn er wird
dadurch auf die Mängel seiner Diagnostik selbst aufmerksam.

Laboratoriumsinterne Statistiken erlauben dem Arzt zu beurteilen, wie
er mit seiner zytologischen Diagnostik liegt. Hat er z.B. unter den
laufenden Befunden der Gruppe III D eine größere Anzahl Karzinome, so
muß er seine Diagnostik revidieren. Das gleiche gilt, wenn z.B. die
überwiegende Zahl der Karzinome in der Gruppe III (unklar) und nicht
in der Gruppe V steckt oder die Gruppen IV und V in hohem Maße unver-
dächtige histologische Befunde aufweisen.

Was der behandelnde Arzt bei fehlender Übereinstimmung zwischen Zytologie und Histologie im einzelnen tun muß, um zu klären, welcher Befund
der richtige ist, gehört zu den klinischen Fragen, auf die hier nicht
eingegangen werden soll.

Darüber hinaus zu diskutierende Fragen der Qualitätssicherung

1. Verbesserung und Überwachung der Abstrichentnahme:
   Die immer wieder erneute Aufklärung und Mahnung des Gynäkologen zur
   sorgfältigen Entnahme der Abstriche ist hier das wichtigste.
   Für den Zytologen ist die fehlerhafte Abstrichtechnik nur erkennbar,
   wenn der Abstrich zuwenig Material enthält oder mangelhaft fixiert
   ist. Ob der Abstrich von der richtigen Stelle entnommen wurde, kann
   der Zytologe im allgemeinen nicht erkennen. Das Fehlen von endozer-
   vikalen Zellen ist, obwohl es in Einzelfällen sogar zur Grundlage
   von Gerichtsentscheidungen gemacht wurde, kein Beweis für eine fehlerhafte Entnahmetechnik.

   Theoretisch denkbar wäre es, zu überprüfen, bei welchen Ärzten ver-
   mehrt falsch negative zytologische Befunde auftreten. Praktisch ist
   dies wegen der geringen Zahl der positiven Befunde in einzelnen
   Praxen jedoch kaum möglich.

2. Technische Bearbeitung und Färbung der Präparate im Laboratorium:
   Die Überwachung dieser Arbeiten bringt keine Probleme.

Fehlfärbungen, mangelhafte Eindeckung usw. sind leicht vom Zytologen zu erkennen und abzustellen. Hierzu bedarf es keiner besonderen Programme.

3. Kontrolle der Leistungsfähigkeit des Arztes in der Diagnostik und der Zytologie-Assistentinnen beim Vormustern (Screenen):
Diese Tätigkeiten sind wesentlich schwieriger zu überwachen. Falsch positive zytologische Befunde sind im allgemeinen weniger tragisch, weil sie bei den nachfolgenden histologischen Untersuchungen entdeckt werden.

Anders dagegen ist es mit den falsch negativen zytologischen Befunden. Nach international übereinstimmenden Erfahrungen muß man heute (- auch in gut geführten Laboratorien -) mit 1o - 2o % falsch negativen zytologischen Befunden bei invasiven Zervixkarzinomen und Carcinomata in situ, einschließlich der schweren Dysplasien rechnen. Davon ist etwa ein Viertel bis ein Drittel durch Versagen des Laboratoriums bedingt, der Rest wahrscheinlich durch Fehler bei der Entnahme. Unter den Laborfehlern handelt es sich am häufigsten um ein Übersehen atypischer Zellen.

Was läßt sich dagegen tun? Welche Qualitätskontrollmaßnahmen können zur Überwachung des Screenens eingesetzt werden?
a) Die sog. "1o %-Kontrolle" ist in zahlreichen Laboratorien eingeführt. Auf die Unmöglichkeit, damit eine fehlerhafte Diagnostik statistisch gesichert nachzuweisen, wurde bereits hingewiesen. Ihr Hauptwert besteht darin, daß
   - durch das Vorhandensein einer Kontrolle überhaupt ein positiver psychologischer Effekt ausgeübt wird,
   - auch die Beschreibung des normalen Zellbildes und häufiger Nebenbefunde erkennen lassen, ob die Zytologie-Assistentin sorgfältig arbeitet.
b) Durch personenbezogene systematische Erfassung aller positiven und verdächtigen Vormusterungsbefunde sind Hinweise auf die Leistungsfähigkeit einzelner Ärzte und Zytologie-Assistentinnen zu gewinnen. Tendenzen zu Über- oder Unterbewertung bestimmter Befunde können frühzeitig erkannt und korrigiert werden.
c) Bei histologisch nachgewiesenen Karzinomen und Carcinomata in situ gibt die rückwirkende Überprüfung der eventuell vorhandenen negativen Vorbefunde - infolge der langen Latenzzeit der Erkrankung von 5 - 15 Jahren - in erhöhtem Maße Chancen, falsch

negative Befunde aufzudecken. Davon sollte in jedem Laboratorium Gebrauch gemacht werden. Leider ist das Material dafür in einzelnen Laboratorien nur klein.

d) Das Einschleusen positiver Präparate aus den letzten Jahren (mit vertauschter Nummer) unter die laufende Diagnostik gehört zu den wirksamsten Methoden, unzuverlässige Screenerinnen schnell herauszufinden. Es erfordert jedoch einen gewissen organisatorischen Aufwand.

e) Die zwischenzeitliche Beurteilung von Testpräparaten aus Prüfungssammlungen ermöglicht die Überprüfung des Kenntnisstandes der Mitarbeiter (Ärzte und Zytologie-Assistentinnen). Das Verfahren ist aber nicht geeignet, Sorgfalt und Zuverlässigkeit beim Screenen zu testen.

4. Maßnahmen zur laboratoriumsexternen Qualitätskontrolle:

Alle bisher gemachten Vorschläge betrafen Maßnahmen zur laboratoriumsinternen Qualitätssicherung. Natürlich wären auch laboratoriumsexterne Kontrollmaßnahmen denkbar. Hierfür sind vorgeschlagen worden:

a) der Austausch von Präparaten in größerer Zahl, z.B. drei Monate pro Jahr zwischen verschiedenen Laboratorien zur gegenseitigen Kontrolle,

b) Überprüfung des Kenntnisstandes von Ärzten und Zytologie-Assistentinnen durch Beurteilung von Test-Sammlungen, die von einer zentralen Prüfungsstelle ausgegeben werden,

c) gezielte Anforderungen von Präparaten aus der Routinediagnostik zur Überprüfung der Diagnose durch eine zentrale Prüfungsstelle. Dies käme am ehesten für Laboratorien mit auffallenden Abweichungen von der Norm in Grob- und Feinstatistik in Frage.

Alle Maßnahmen der externen Qualitätskontrolle sind jedoch - abgesehen davon, daß wir natürlich keine Zytologie-Polizei wollen - von der Organisation her so aufwendig, daß sie auf Länder- oder Bundesebene kaum durchführbar wären. Man sollte sich daher vorerst an die besprochenen Maßnahmen der laboratoriumsinternen Qualitätssicherung halten und sehen, was dabei herauskommt. Wer gewillt ist, die Qualität seiner zytologischen Diagnostik zu verbessern, wird gerne diese Möglichkeiten nutzen.

Wer sich aber einer Qualitätskontrolle entziehen will, wird immer Wege dafür finden.

SENSITIVITÄT, SPEZIFITÄT UND PRÄDIKTIVER WERT ALS BEURTEILUNGSHILFEN FÜR DIE QUALITÄT DER KLINISCHEN ROUTINEDIAGNOSTIK

R. Klar, H. Schicha

Klinikum der Georg-August-Universität Göttingen
Abteilung Medizinische Informatik, Abteilung Nuklearmedizin

Zusammenfassung:
Die Begriffe Sensitivität, Spezifität und prädiktiver Wert werden definiert und am Beispiel der Myokardszintigraphie mit Tl-201 erläutert, wobei besonders die Prävalenzabhängigkeit der prädiktiven Werte der daraus abgeleiteten Größen der Vorhersagegewinne betont wird. Eine Effizienzbetrachtung im Vergleich zur Koronarangiographie wird angegeben. Die Prävalenzen für die wichtigsten nuklearmedizinischen Untersuchungsarten werden als Qualitätsmaße untersucht. Auch für andere klinische Leistungsbereiche wird die Qualität von Einweisungsdiagnosen bzw. deren Dokumentation diskutiert.

Einleitung

Für die Beurteilung der Qualität diagnostischer Tests sind eine Fülle von Parametern und viele z. T. aufwendige Verfahren entwickelt worden, die aber in der klinischen Routinediagnostik kaum beachtet werden konnten. Zur besseren Übersicht über die verschiedenen Verfahren der Qualitätsbemessung von Tests sei zunächst an das wichtigste Ziel erinnert, denen ein Test in der klinischen Routinediagnostik dienen soll. Für das Hauptziel von Tests, der Entscheidungshilfe für den Arzt zur Auswahl der korrekten Diagnose bzw. optimaler diagnostischer Maßnahmen, aber auch indirekt für weitere Ziele, sind deterministische und probabilistische Zuordnungsregeln entwickelt worden, wobei erstere praktisch kaum eine Bedeutung erlangen konnten [9]. Dagegen haben die Wahrscheinlichkeitsmodelle zum medical decision making einen hoch differenzierten Stand erreicht, der durch umfassende Bibliographien [11], [18] und neueste Arbeiten (wie z. B. [5]) gut repräsentiert wird. Wirklich weite Verbreitung haben diese Methoden aber auch nicht gefunden, da die Formeln und die daraus resultierenden Größen für den normalen Arzt schwer nutzbar sind, was in verschiedenen Arbeiten [1], [5], [14] wiederholt aufgezeigt wurde. Es soll daher hier auf die einfachen Begriffe wie Sensitivität, Spezifität und prädiktiver Wert in Abhängigkeit von der Prävalenz zurückgegriffen werden. Diese Begriffe sind inzwischen bei 80 - 90 % der Medizinstudenten bekannt.

Mit diesen Größen werden auch die oft beachtlichen Probleme vermieden, die bei den statistischen Trenn- und Zuordnungsverfahren auftreten, wenn keine Normalverteilungen vorliegen und z. B. die klassischen Diskriminanzanalysen versagen [16]. GALEN und GAMBINO [6] haben konsequenterweise in ihrem in der Labormedizin und der Epidemiologie stark beachteten Werk diese genannten Kriterien für Güte und Anwendungsbereich von Tests gleich jenseits der Normalität angesiedelt und das schon im Titel ihres Buches "Beyond Normality" verdeutlicht.

Unter Benutzung der inzwischen am weitesten verbreiteten Schreibweise T = true (richtig), F = falsch, P = positiv, N = negativ ergeben sich folgende Definitionen: Sensitivität = TP/(TP+FN) und Spezifität = TN/(TN+FP). Mit dem prädiktiven Wert wird ein Qualitätsmaß angegeben, das in der Testtheorie der empirischen Sozialwissenschaften zu den drei Hauptgütekriterien gehört und dort als Reliabilität bezeichnet wird [11]. Der prädiktive Wert des positiven Tests ist TP/(TP+FP), für den prädiktiven Wert des negativen Tests gilt analog TN/(TN+FN). Ein anderes wichtiges Qualitätsmaß, aber aus dem hier besonders interessierenden Bereich der medizinischen Qualitätssicherung, ist die Effektivität. Sie beschreibt den Grad, mit dem ein angestrebtes Ziel erreicht wird. Hierfür sind viele Maße gebräuchlich, jedoch für diagnostische Tests ist der Effektivitätsbegriff von GALEN und GAMBINO weit verbreitet (aber nicht immer zweckmäßig, wie hier in folgendem gezeigt wird). GALEN und GAMBINO verstehen unter Effektivität (effectivity) den Anteil aller richtigen Testergebnisse bezogen auf alle Testergebnisse, also (TP+TN)/(TP+TN+FP+FN). Die hier definierten Größen werden in der Regel mit 100 multipliziert, um praktikable Prozentangaben zu erhalten.

Sensitivität und Spezifität hängen nur davon ab, wo der Entscheidungspunkt (operating point) zwischen den beiden zu trennenden Kollektiven Gesunde und Kranke gelegt werden soll. In der Medizin hat sich für die Darstellung dieser Beziehung die der Nachrichtentechnik entlehnte receiver operating characteristic (ROC) durchgesetzt (s. z. B. [16]), auch wenn z. B. die admissable decision function von RAIFFA [13] gerade für die Medizin grundsätzlich geeigneter erscheint. Sensitivität und Spezifität sind also prävalenzunabhängig. Die in praxi wichtigeren Begriffe prädiktiver Wert (s. z.B. [4], [8]) und Effektivität treten dagegen als Funktion der Prävalenz auf. GALEN und GAMBINO gehen hierauf in aller Breite unter Angabe von 132 Tabellen ein. Mit Hilfe exemplarischer, graphischer Darstellungen, wie hier in Abb. 1, lassen sich diese Zusammenhänge und die Bedeutung solcher Beurteilungshilfen für die Qualität der klinischen Routinediagnostik gut erläutern.

Die Beurteilung der Myokardszintigraphie mit Tl-201 als klinischer Routinetest

In den letzten Jahren hat die Myokardszintigraphie mit Tl-201 zur Diagnostik der koronaren Herzkrankheit (KHK) große Fortschritte gemacht. In einer speziellen Studie [15] am Klinikum der Universität Göttingen wurde die Aussagefähigkeit dieser nicht invasiven nuklearmedizinischen Methode im Vergleich zur wesentlich teureren und invasiven Koronarangiographie untersucht, wobei besonders zu klären war, ob und unter welchen Bedingungen diese Tl-201 Szintigraphie als Routinediagnostik einzuführen sei. Für eine solche Qualitätskontrolle [12] werden in der Nuklearmedizin gern die o. g. Begriffe benutzt.

Bei 34 Infarktpatienten wurde die KHK mit einer Spezifität von 90 % und einer Sensitivität von 97 % erkannt. Bei 26 KHK-Patienten ohne vorherigen Infarkt wurde szintigraphisch 85 % Sensitivität bei gleicher Spezifität von 90 % erreicht. Die Spezifität wurde dabei an 20 Personen bestimmt, die keinen KHK-Befund im Koronarangiogramm zeigten; es wurden nicht die "normalen" Koronargefäße der KHK-Patienten dafür herangezogen.

Der prädiktive Wert eines normalen und eines pathologischen Myokardszintigramms bei Patienten, die noch keinen Myokardinfarkt vorher durchgemacht hatten, ist als Funktion der Prävalenz in Abb. 1 dargestellt. Es wird damit deutlich, daß das normale Myokardszintigramm einen hohen prädiktiven Wert von 99 % erreicht, wenn das zu untersuchende Kollektiv nur eine geringe Prävalenz von 5 % für die KHK aufweist. Dagegen liefert das pathologische Szintigramm bei 5 % Prävalenz nur einen prädiktiven Wert von 32 %.

Ergibt sich in einem Kollektiv eine hohe Prävalenz von z. B. 90 % für die KHK, ist der prädiktive Wert des pathologischen Myokardszintigramms mit ca. 99 % sehr hoch, wobei der prädiktive Wert des normalen Szintigramms bei dieser hohen Prävalenz schlecht ist: trotz Normalbefund ist in ca. 60 % dieser Fälle mit einer KHK zu rechnen.

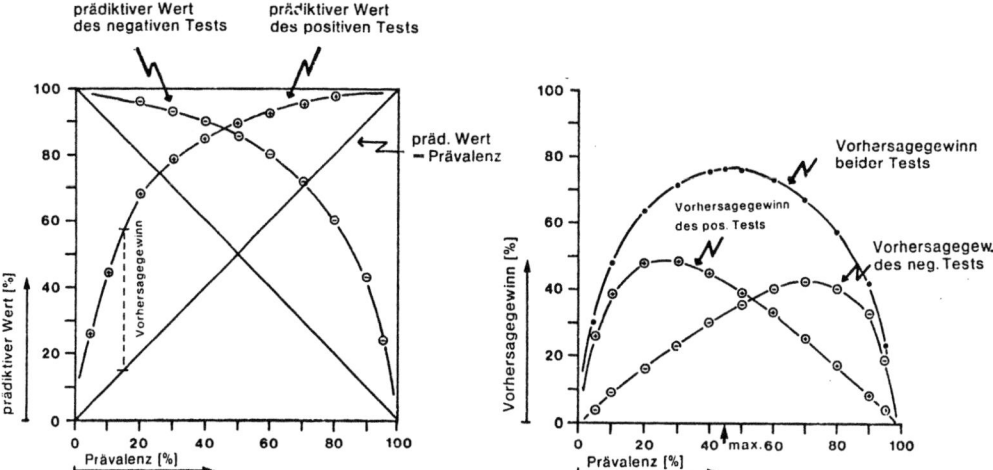

Abb. 1: Die prädiktiven Werte der positiven und negativen Tests als Funktion der Prävalenz.

Abb. 2: Die Vorhersagegewinne für die Myokardszintigraphie mit Tl-201 als Funktion der Prävalenz.

Die hohe Aussagekraft des normalen Myokardszintigramms bei geringer Prävalenz für den Ausschluß der KHK läßt diese Methode für das Screening zunächst geeignet erscheinen; dagegen spricht aber der hohe Anteil falsch positiver Befunde. Demnach müßten alle pathologischen Befunde weiter abgeklärt werden, wofür mit hoher Sensitivität und Spezifität nur die invasive und teure Koronarangiographie zur Verfügung steht. Bei Gesamtkosten einer Tl-201 Myokardszintigraphie von DM 300,-- und DM 1500,-- für eine Herzkatheteruntersuchung mit Koronarangiographie zum Abklären des positiven Szintigramms würden rund DM 12000,-- für jede entdeckte KHK anfallen. Neben diesen finanziellen Lasten ist noch die Strahlenbelastung durch das Tl-201 für das gesamte Kollektiv und durch Röntgenaufnahme für die positiv befundeten Personen zu berücksichtigen, von denen auch noch nur ein Drittel koronarerkrankt sind. Die Belastung durch die invasive Herzkathetermethode wurde bereits erwähnt, so daß insgesamt betrachtet, die Tl-201 Myokardszintigraphie nicht als Screening-Methode effizient eingesetzt werden sollte.

Im Krankengut einer leistungsfähigen kardiologischen Abteilung einer Universitätsklinik findet sich eine hohe Prävalenz von ca. 90 % für die KHK, wenn eine typische Angina pectoris beim Patienten vorliegt. Wie eignet sich hierfür diese nuklearmedizinische Methode? Der prä-

diktive Wert eines pathologischen Szintigramms ist dann mit 99 % sehr
hoch, aber der eines normalen Szintigramms zeigt nur mit 40 % Wahrscheinlichkeit ein gesundes Herz (keine KHK). Damit wird gerade für
die bei hohen Prävalenzen so wichtige Ausschlußwahrscheinlichkeit der
Krankheit unzureichend niedrig. Die Tl-201 Myokardszintigraphie erweist sich für hohe Prävalenz weiter schlecht geeignet, da die Therapie der KHK sowieso detaillierte koronarangiographische Bilder mit
Kathetermessungen erfordert und zusätzlich vorgeschaltete Szintigramme bisher keine entscheidenden Zusatzinformationen liefern.

Demnach wären noch die mittleren Prävalenzen von 40 - 60 % zu untersuchen, wie sie z. B. bei atypischer Angina pectoris oder bei
asymptomatischen Patienten mit EKG-Veränderungen vorkommen, weiterhin wahrscheinlich auch gehäuft in weniger spezialisierten Krankenhäusern. Bei mittleren Prävalenzen kann mit 85 %iger Sicherheit sowohl ein normales Szintigramm das Fehlen der KHK anzeigen als auch
das pathologische Szintigramm die KHK voraussagen; die Methode wäre
also mit gutem diagnostischen Gewinn verbunden.

Zusammenfassend ist also für die Myokardszintigraphie mit Tl-201
eine begrenzte Indikation in der Routinediagnostik festzustellen, da
letztlich trotz hoher Sensitivität und Spezifität der prädiktive
Wert nur bei bestimmten Fragestellungen ausreichend hoch ist.

Effektivität, Prävalenz und Vorhersagegewinn

Sucht man im Rahmen der hier betrachteten probabilistischen Zuordnungsregeln nach einer Kenngröße zur Qualifizierung von Tests für
sehr ernste aber behandelbare Krankheiten, wobei falsch positive und
falsch negative Resultate gleichermaßen schwerwiegende Konsequenzen
haben, so stößt man auf den bereits erwähnten Effektivitätsbegriff
von GALEN und GAMBINO. Diese Autoren fordern gerade für solche Krankheiten höchste Effektivität und geben als typisches Beispiel den Myokardinfarkt an. Wird aber die sehr geringe Prävalenzabhängigkeit der
Effektivität berücksichtigt, was, wie oben gezeigt, z. B. für die hier
diskutierte Eignung des Tl-201-Tests zur Diagnostik der KHK ganz entscheidend ist, kann der Effektivitätsbegriff für unsere Zwecke kaum
geeignet erscheinen. (In Abb. 1 würde die Effektivität y als Funktion
der Prävalenz x in Form einer Gerade erscheinen, die die Punkte
$x = 0$, $y = 90$ und $x = 100$, $y = 85$ verbindet.)

HAMILTON et al. [8] haben speziell auch im Hinblick auf die klinische Brauchbarkeit der Myokardszintigraphie mit Tl-201 den Begriff der posttest probability difference curve eingeführt. Diese Kurve gibt als Funktion der Prävalenz die Differenz zwischen dem prädiktiven Wert des positiven Tests und dem des negativen Tests an. Das Maximum dieser Kurve soll diejenige Prävalenz anzeigen, für die der Test besonders wirksam zwischen Vorhandensein oder Fehlen einer Krankheit unterscheidet.

Als praktisches Qualitätsmaß für einen Test erscheint eher der Vorhersagegewinn brauchbar zu sein, der beim prädiktiven Wert des positiven Tests aus der Differenz prädiktiver Wert minus Prävalenz resultiert. Nur der die Prävalenz überschreitende Anteil des prädiktiven Wertes, d. h. der über der Diagonale mit der Geradengleichung prädiktive Wert = Prävalenz liegende Anteil, bedeutet zusätzliche Wahrscheinlichkeit für das Vorhandensein einer Krankheit. BELL [2] nennt diesen Vorhersagegewinn diagnostic efficiency, geht aber auf deren Prävalenzabhängigkeit nicht deutlich ein. In Abb. 1 ist ein Funktionswert des Vorhersagegewinns für den prädiktiven Wert des positiven Tests eingezeichnet, Abb. 2 zeigt die gesamte Funktion dieses Vorhersagegewinns. Wenn der prädiktive Wert, d. h. die post-Testwahrscheinlichkeit für eine Krankheit nur gleich der Prävalenz, d. h. der prä-Testwahrscheinlichkeit ist, handelt es sich um einen nutzlosen Test. Das entsprechende Qualitätsmaß für das negative Testresultat im Sinne eines Vorhersagegewinns für das Fehlen der Krankheit ist: prädiktiver Wert des negativen Tests - (100 %-Prävalenz). Das gemeinsame Qualitätsmaß für beide prädiktiven Werte wäre dann die Summe aus beiden Vorhersagegewinnen (s. Abb. 2). Auf diese Weise ergibt sich eine Kurve mit deutlichem Maximum bei 46 % Prävalenz, womit die besondere Eignung dieses Tests für mittlere Prävalenzen methodisch begründet ist. Es ist darauf hinzuweisen, daß die überwiegende Mehrzahl aller medizinisch diagnostischer Tests einen guten Vorhersagegewinn für positives und negatives Testresultat nur bei mittleren Prävalenzen aufweisen.

Qualitätsmaße für den Vergleich der Leistungsfähigkeit diagnostischer Einrichtungen

Beim Vergleich der Leistungsfähigkeit einer diagnostischen Einrichtung wie der nuklearmedizinischen Abteilung am Göttinger Klinikum mit derjenigen an anderen Stellen oder z. B. mit den eigenen Leistungen

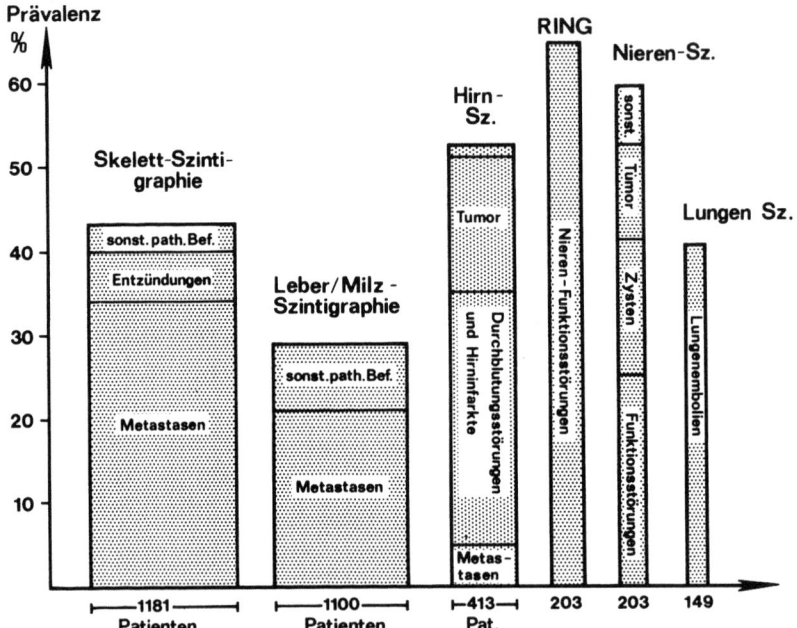

Abb. 3:
Patientenfrequenzen für die 6 häufigsten nuklearmedizinischen Untersuchungsarten und die zugehörigen pathologischen Befundanteile (Prävalenzen) aus dem Jahr 1979 der Nuklearmed. Abt. des Klinikums der Universität Göttingen. Überall finden sich mittlere Prävalenzen, bei denen die Tests gut arbeiten.

des Vorjahres reicht es nicht aus, nur die Frequenzen für die einzelnen Untersuchungsarten anzugeben. So verursachen z. B. Untersuchungen mit positiven Befunden häufig einen wesentlich höheren Aufwand als Normalbefunde, und in bestimmten Fällen werden pro Untersuchung bis zu drei Befunde registriert, d. h. in einigen Untersuchungsarten treten beachtlich viele positive Nebenbefunde auf.

Abb. 3 zeigt die Patientenfrequenzen für die sechs häufigsten nuklearmedizinischen Untersuchungsarten und weist als Ordinate die zugehörigen pathologischen Befundanteile, also die Prävalenzen aus. Alle Untersuchungsarten zeigen mittlere Prävalenzen, was wie gesagt für einen hohen prädiktiven Wert unbedingt nötig ist. Die Leber/Milz-Szintigraphie liegt mit 28 % Prävalenz relativ niedrig, zählt andererseits aber mit der Skelettszintigraphie zur häufigsten Untersuchungsart. Diese Diskrepanz erklärt sich einerseits daraus, daß Knochenmetastasen häufiger als Lebermetastasen auftreten, andererseits die anderen

Methoden (CT, U-Schall) entweder auch eine begrenzte Aussagefähigkeit haben oder schwer verfügbar oder teuer sind.

In diesem Zusammenhang erscheint auch die Frage nach der Qualität der Einweisungs- oder Verdachtsdiagnose bei der Untersuchungsanmeldung von Interesse. Dieses Problem wird im Gesundheitswesen anderer Länder unter dem Begriff "second opinion" [7] diskutiert. Auch dafür lassen sich analog zu den eingangs definierten Begriffen Größen benennen, von denen hier nur der "prädiktive Wert" der angemeldeten Diagnose behandelt wird. Damit wird das Verhältnis von angemeldeten Diagnosen, die sich nach der nuklearmedizinischen Untersuchung auch als korrekt erwiesen haben, zur Gesamtzahl der angemeldeten Diagnosen beschrieben. Dieser Wert ist prävalenzabhängig und gibt die Wahrscheinlichkeit an, mit der sich ein angemeldeter Verdacht bestätigt. Für die drei häufigsten pathologischen Befunde (Diagnosen) ergaben sich für das Jahr 1979 folgende Werte: bei Metastasen im Skelett 36 %, bei Metastasen in Leber/Milz 27 %, bei Durchblutungsstörungen im Hirn 24 %. Diese Werte erscheinen zunächst niedrig, es ist aber zu berücksichtigen, daß diese Werte befundbezogen und nicht wie die Prävalenz patientenbezogen angegeben sind und daß die nicht invasiven Methoden der Nuklearmedizin oft angewandt werden, um Erkrankungen auszuschließen.

Weiter differenzierte Aussagen ergeben sich aus Berücksichtigung der Anzahl der Mehrfachuntersuchungen bei einem Patienten, worauf aber an dieser Stelle nicht mehr eingegangen werden kann.

Alle Daten zur Charakterisierung der nuklearmedizinischen Abteilung beruhen auf zwei EDV-gestützten Befunddokumentationen für Szintigramme, die seit 1.1.1979 routinemäßig am Klinikum der Universität Göttingen genutzt werden. Diese Dokumentationen mit Beschreibungen von ca. 16000 nuklearmedizinischen Untersuchungen können also auch als Beurteilungshilfen für die Qualität der Routinediagnostik genutzt werden.

Auch in anderen EDV-gestützten Dokumentationen am Göttinger Klinikum, die bei EHLERS et al. [3] beschrieben sind, lassen sich die oben genannten Qualitätsmaße anwenden. So finden sich bei der klinischen Diagnoseverschlüsselung [10] z. B. bei den 103 im Jahr 1980 registrierten Fällen einer Klinik mit Verdachts- oder Einweisungsdiagnose "Karpaltunnelsyndrom" (KTS) 4 Fälle, bei denen sich diese Diagnose nicht bestätigt hat und 33 Fälle, die ohne Verdachts- oder Einweisungsdiagnose KTS klinisch gesichert diagnostiziert erhielten; d. h. der "prädiktive

Wert" der Verdachts- und Einweisungsdiagnose lag zwar mit 96 % sehr
hoch, der richtig angemeldete Anteil aller KTS-Fälle ("Sensitivität")
mit 75 % recht niedrig. Bei solchen Angaben muß allerdings - im Gegensatz zur organisatorisch anders geführten nuklearmedizinischen Befunddokumentation - betont werden, daß hiermit nicht nur die Qualität
von Einweisungs- und Verdachtsangaben, sondern auch das Dokumentationsverhalten beschrieben wird. Es wird nämlich nicht jede Diagnose
und besonders nicht jede Einweisungs- und Verdachtsdiagnose in der
täglichen Praxis der klinischen Diagnoseverschlüsslung registriert.
Werden aber die Diagnosen der operierenden Disziplinen aus der EDV-
gestützten OP-Dokumentation hinzugezogen, die besonders sorgfältig
geführt wird, zeigt sich ein genaueres Bild: laut Diagnoseverschlüsselung wurden 1980 132 KTS-Fälle registriert, laut OP-Dokumentation
aber 157, d. h. der richtig registrierte Anteil bei der Diagnoseverschlüsselung beträgt 84 %. Bei Qualitätsmaßen von Dokumentationen
[19] wird anstelle von "richtig registriertem Anteil" der Begriff
Recall und für den "prädiktiven Wert" der korrekt selektierten Dokumente der Begriff Präzision benutzt.

Zusammenfassend läßt sich feststellen, daß Sensitivität, Spezifität
und prädiktive Werte nicht nur zur Beurteilung von Tests und deren
Eignung für die Routinediagnostik genutzt werden können, sondern auch
als Qualitätskriterien für Einweisungs- oder Verdachtsdiagnosen und
für das Dokumentationsverhalten anwendbar sind.

Literatur:

1. BALLA, J. J.: Logical Thinking and the Diagnostic Process.
   Med. Inform. Med. 19 (1980), 88 - 92.

2. BELL, R. S.: Efficacy ... What's That? Sem. Nuc. Med. VIII
   (1978), 316 - 323.

3. EHLERS, C. TH. et al.: Data Processing in the Hospital of the
   Georg-August-University Göttingen. A General Description of
   the System. Göttingen 1980.

4. VAN EIMEREN, W., NEIß, A. (Hrsg.): Probleme einer systematischen
   Früherkennung, Berlin - Heidelberg - New York 1979.

5. FOX, J., BARBER, D., BARDHAN, K. D.: Alternatives to Bayes?
   Meth. Inform. Med. 19 (1980), 210 - 215.

6. GALEN, R. S., GAMBINO, S. R.: Beyond Normality: The Predictive
   Value and Efficiency of Medical Diagnosis. John Wiley Sons,
   New York 1975.

7. GRAFE, W. R. et al.: The Elective Surgery Second Opinion Program. Annals of Surgery 188 (1978), 323 - 328.

8. HAMILTON, G. W. et al.: Myocardical Imaging with Tl-201: An Analysis of Clinical Usefulness Based on Bayes' Theorem. Sem. Nuc. Med. 7 (1978), 358 - 365.

9. JESDINSKY, H. J.: Deterministische Zuordnungsverfahren. In: Lange, H. J., Wagner, G. (Hrsg.): Computerunterstützte medizinische Diagnostik. Stuttgart (1973), 237 - 244.

10. KLAR, R. et al.: On-line Support for Basic Medical Information in a Large University Hospital. Anderson (Hrsg.): Medical and Informatics Europe 1978, Springer Verlag Berlin (1978), 671-677.

11. MAI, N., HACHMAN, E.: Anwendung des Bayes Theorems in der medizinischen Diagnostik. Eine Literaturübersicht. Metamed 1 (1977), 161 - 205.

12. NOSSLIN, B.: Quality Control and Data Evaluation in Nuclear Medicine. Dept. Nuclear Medicine, General Hospital Malmö, Sweden.

13. RAIFFA, H.: Statistical decision theory approach to item selection for dichotomous test and criterion variables. In: H. Solomon (Ed.) Studies in item analysis. Stanford Calif. (1961), 187 - 220.

14. ROSSING, R. G., HATCHER, W. E.: A Graphic Method for the Evaluation of Diagnostic Tests. Meth. Inform. Med. 19 (1980), 149 - 156.

15. SCHICHA, H. et al.: Ergebnisse der quantitativen Myokardszintigraphie mit Thallium-201 in Ruhe und unter maximaler Belastung - Kritische Analyse des prädiktiven Wertes und der klinischen Anwendung.Z.Kardiol. 63 (1980), 31 - 42.

16. TURNER, D. A.: An Intuitive Approach to Receiver Operating Characteristic Curve Analysis. J. Nucl. Med. 19 (1978), 213 - 220.

17. VICTOR, N.: Probabilistische Zuordnungsverfahren. Meth. Inform. Med. 12 (1973), 238 - 244.

18. WAGNER, G., TAUTU, P., WOLBER, U.: Problems of Medical Diagnosis. Meth. Inform. Med. 17 (1978), 55 - 74.

19. WINGERT, F.: Medizinische Informatik. B. G. Teubner Verlag, Stuttgart 1979.

Kapitel V

METHODISCHE PROBLEME DER QUALITÄTSSICHERUNG IN DER THERAPIE

ZUR EPIDEMIOLOGISCHEN NUTZUNG FLÄCHENDECKENDER QUALITÄTSSICHERUNGSPROGRAMME

O. Rienhoff (+), H.K. Selbmann (++) und K.W. Hartmann (+)
(+) Abteilung für Medizinische Informatik der Medizinischen Hochschule Hannover
(++) Institut für Medizinische Informationsverarbeitung, Statistik und Biomathematik der Ludwig-Maximilians-Universität München

Zusammenfassung

Am Beispiel der Fehlbildungsdokumentation wird für die Bayrische Perinatal-Erhebung und die Hannoversche Perinatal-Studie die Machbarkeit und der Aufwand eines begleitenden epidemiologischen Monitorings diskutiert. Trotz erheblichen Aufwandes in der Datenerhebung und der Schwierigkeiten, die Zuverlässigkeit und Gültigkeit der Ergebnisse abzuschätzen, kann an einigen Beispielen gezeigt werden, daß eine begrenzte epidemiologische Nutzung der Studien möglich ist. Aus Gründen der begrenzten Datenerhebungskapazitäten und der Ökonomie scheint eine Mehrfachnutzung der Studien notwendig zu sein.

Einleitung

Im Verlauf der letzten zwei Jahre haben die jahrelangen Vorarbeiten der Kommission für Perinatologie in Bayern dahingehend internationale Anerkennung gefunden, daß ähnliche Qualitätssicherungsstudien sowohl in anderen Bundesländern (Niedersachsen, Hamburg, Bremen, Hessen, Nordrhein-Westfalen) als auch im Ausland (Finnland, Schweiz) erwogen oder vorbereitet werden bzw. schon in der Routine laufen. Damit entstehen in der Perinatologie erstmals in verschiedenen Gebieten Deutschlands und Europas problemorientierte Datensammlungen zu demselben Thema, erhoben nach einheitlichen Dokumentationsrichtlinien und dokumentiert auf weitgehend übereinstimmenden Belegen [7, 8]. Diese Vielzahl vergleichbarer Datensammlungen führt bezüglich ihrer Nutzung zu zwei Fragestellungen:
- können einzelne Parameter der Erhebung über die primäre Zielsetzung der Qualitätssicherung hinaus im Sinne der Krankheitsverteilungsanalyse eingesetzt werden und
- lassen sich aus den Daten im regionalen Vergleich Erkenntnisse gewinnen und validieren, die weiteren Aufschluß über die 'Epidemiologie' der perinatalen Mortalität im Hinblick auf die angestrebte Qualitätssicherung zulassen.

Diese Aspekte sollen im folgenden am Beispiel der Dokumentation von Fehlbildungen diskutiert werden.

1. Definition

Der Auseinandersetzung mit den genannten Fragestellungen müssen drei Definitionen vorausgeschickt werden: die Begriffe 'Epidemiologie', 'Nutzung' und 'flächendeckend' sind zu schillernd, als daß es nicht zu Mißverständnissen kommen könnte.

Epidemiologie wird im 19. Jahrhundert als die Lehre von der Verbreitung der Krankheiten, insbesondere der Seuchen sowie deren mögliche Ursachen und Folgen betrachtet. Landläufig wird dieser Inhalt auch heute noch dem Wort zuerkannt. Innerhalb der letzten Jahrzehnte ist der Begriff Epidemiologie weiter gefaßt worden. So formulierte die internationale epidemiologische Gesellschaft [9]:

'Epidemiology is the study of factors determining frequency and distribution of disease in human populations. It has 3 main aims:

1. to describe the distribution and size of disease and disability problems in human populations;
2. to provide the data essential to the planning, implementation and evaluation of services for the prevention, control and treatment of disease and to the setting of priorities among those services;
3. to identify etiological factors in the pathogenesis of disease.'

In dieser neueren Definition wird eine wesentliche Wendung der Epidemiologie von der Krankheit selbst hin zu einer Erforschung der medizinischen Versorgung sichtbar [6]. Zur Analyse von Häufigkeit und Ätiologie der Krankheiten ist das Interesse an Strukturparametern des Gesundheitssystems hinzugetreten. Dabei spielt die Messung von Gesundheitsbedürfnissen von Gemeinschaften und Bevölkerungen eine wesentliche Rolle. Hier liegt eine Schnittstelle zu dem neuen unscharf umrissenen Bereich der Gesundheitssystemforschung.

Schließlich kann der Begriff Epidemiologie auch problemorientiert definiert werden. So fordert Brook [1] eine Epidemiologie der Qualitätssicherung in der Medizin und meint damit die Dokumentation von Problembereichen innerhalb der medizinischen Versorgung sowie von Methoden und Ergebnissen von Qualitätssicherungsansätzen in Einrichtungen eines oder verschiedener Gesundheitssysteme.

In jedem Fall versteht man unter Epidemiologie heutzutage einerseits Methoden bzw. die Zusammenfassung von Methoden, die zu Erreichung der eben genannten Ziele eingesetzt werden können, andererseits den mit diesen Methoden gewonnenen Kenntnisschatz.

Der Begriff 'Nutzung' ist bewußt der Alltagssprache entnommen und nicht definiert. Er soll lediglich Assoziationen an andere, ebenfalls nicht eindeutig definierte Begriffe wie Nutzen und Nutzwert wecken. Hierauf ist im folgenden gesondert einzugehen.

Der Begriff 'flächendeckend' ist geographisch zu interpretieren. Er kann entweder im Sinne einer Totalerhebung oder stichprobenorientiert definiert werden, in jedem Fall repräsentativ für einen bestimmten Raum bzw. eine bestimmte Population. Mit gewissen Einschränkungen trifft dieses auf die Perinatalstudien zu.

2. Perinatologische Ansätze zur Qualitätssicherung in der BRD

2.1 Vor- und Nachteile der Verfahrensübertragung

Die Entwicklung eines neuen Erfassungsbeleges für die Zeit ab 1982, die gemeinsam von der Bayrischen Kommission für Perinatologie und der Perinatologischen Arbeitsgemeinschaft in Niedersachsen betrieben wird, zeigt eindringlich, daß die 1:1-Übernahme von derartigen Studien erhebliche Vor-, aber auch einige Nachteile mit sich bringt. So ist es bei völlig einheitlichen Belegen praktisch kaum möglich, auf regionale Besonderheiten einzugehen. Darüber hinaus gehen so viele unterschiedliche lokal berechtigte Interessen in die Auslegung der Belege ein, daß die Entwicklung der Dokumentationsverfahren und Belege aufwendig wird und erhebliche Ressourcen verbraucht. Auf der anderen Seite stehen diesen Nachteilen die organisatorischen und finanziellen Vorteile einer relativ einfachen Übernahme der Studien in andere regionale Bereiche gegenüber. In Niedersachsen ist es beispielsweise gelungen, innerhalb von 5 Monaten die Studie in 20 Krankenhäusern zu implementieren. Der große Erfahrungsschatz, der hinter den Belegen steht, ermöglicht es auch, den 'not-invented-here'-Komplex zu überwinden.

Einen Ausweg aus dem Dilemma soll der für 1982 geplante und modifizierte Beleg dadurch bringen, daß er zusätzlich zu den standardmäßig erhobenen Parametern die Dokumentation weiterer 'Forschungsparameter' zuläßt.

2.2 Kompetitive Hemmung von parallelen Aktivitäten

Die epidemiologische Nutzung muß heutzutage auch unter einem anderen Aspekt betrachtet werden: die Anzahl klinisch orientierter Dokumentationsvorhaben wächst ständig, während die Dokumentationsbereitschaft und die Möglichkeiten des klinischen Personals nur begrenzt erhöhbar sind. In einigen Krankenhäusern der laufenden Studien in Bayern und Niedersachsen ist neben einer in die Klinikroutine eingeführten Perinatal-Erhebung nur noch in außerordentlich beschränktem Umfang eine Datenerfassung für weitere Studien möglich. In Zukunft (man denke an die zahllos wachsenden Tumorregister und -studien) wird ein neuer Gesichtspunkt die Auslegung von Studien wesentlich beeinflussen: die Ökonomie einer Datenerhebung.

Bei den Diskussionen um ein Fehlbildungsregister in der Bundesrepublik wurde bereits ausführlich die Frage erörtert, inwieweit es sinnvoll ist, die Datenerfassung des Statistischen Bundesamtes in Wiesbaden (bundesweite Totalerhebung) und die Perinatalstudien in Niedersachsen und Bayern durch eine weitere bundesweite Studie in Anlehnung an das Eurocat-Register zu ergänzen. Es wurde bereits von Methodikern die Sorge geäußert, daß es zu einer kompetitiven Hemmung der einzelnen Erhebungen untereinander kommen könnte, die zu einer nicht mehr nachvollziehbaren Reduktion der Aussagefähigkeit aller Erhebungen führt.

Im Sinne einer Ökonomie der Datenerhebung ist demzufolge zu überlegen, ob nicht detaillierte Register in umgrenzten Räumen errichtet werden sollten und mittels anderer Studien - in diesem Fall der Perinatalstudien - ein Fehlbildungsmonitoring flächendeckend realisiert werden kann.

Eine Optimierung im Hinblick auf die Ökonomie von Datenerhebungen hat jedoch schnell ihre Grenze erreicht. Zum einen setzt die klinikorientierte Qualitätssicherung die Datenerhebung in jeder Klinik voraus, zum anderen ist im Sinne Brooks [1] für eine Epidemiologie der Qualitätsprobleme eine flächendeckende Erfassung zumindest initial notwendig. Dies gilt insbesondere, da die Daten oft sowohl ereignis- als auch wohnortsbezogen ausgewertet werden müssen (siehe Tab. 1).

Die Überforderung der Dokumentationskapazitäten der Kliniken kann möglicherweise über Klinikinformationssysteme langfristig abgebaut werden.

Anzahl der Geburten pro Klinik	Häufigkeit dokumentierter Fehlbildungen in Prozent
- 150	1,2
- 300	2,0
- 600	2,9
- 1000	4,0
> 1000	4,2

Tab. 1: Häufigkeit dokumentierter Fehlbildungen in Abhängigkeit von der Klinikgröße als Beispiel für eine nicht wohnortbezogene, dennoch flächendeckende Auswertung. Krankenhäuser mit höherer Geburtenzahl erfassen mehr Fehlbildungen (Bayrische Perinatal-Erhebung 1979). Dieses Ergebnis kann die gezielte Nutzung von Versorgungsstrukturen durch die Patienten beschreiben oder aber ist Ergebnis der Tatsache, daß in grossen Kliniken Kinderärzte häufiger die Neugeborenen untersuchen und dabei relativ mehr Fehlbildungen erkennen.

I STUDIENDEFINITION:
    Stichprobenfestlegung, Auswahl zu erhebender Merkmale, Festlegung des Studienablaufs

II DATENERHEBUNG (Feldarbeit)

III ALLGEMEINE DATENAUFBEREITUNG: z.B.
    A) Kodierung, Datenerfassung
    B) Fehlerprüfung, Fehlerkorrektur
    C) Einbringen in die Datenhaltung

IV SPEZIELLE DATENAUFBEREITUNG: z.B.
    A) Erzeugung neuer Merkmale
    B) Neudefinition von Beobachtungseinheiten
    C) Erzeugung von standardisierten Schnittstellen

V DURCHFÜHRUNG STATISTISCHER ANALYSEVERFAHREN

VI ERGEBNISPRÄSENTATION

TAB. 2: Verlauf einer epidemiologischen Studie nach Warncke [10]. Da in Qualitätssicherungsstudien unter (I) keine strenge Definition erfolgt, kann, wenn einzelne Parameter der Perinatalstudien zu epidemiologischen Fragestellungen ausgewertet werden sollen, die Analyse (V) auch nur bedingt geleistet werden.

2.3 Vollständigkeit, Reliabilität, Validität und Stichprobenbeschreibung

Ein Hauptproblem epidemiologischer Studien ist immer die Vollständigkeit und Zuverlässigkeit des Datenmaterials. Insbesondere Ereignisse mit geringer Inzidenz und komplizierter Erfaßbarkeit (z.B. interne Fehlbildungen) können nur mit Vorsicht ausgewertet werden. Hier sind von verschiedenen Autoren Forderungen an das Datenmaterial epidemiologischer Studien erhoben worden, die einen erheblichen Aufwand mit sich bringen [11]. Dies gilt insbesondere für die Perinatalstudien, die in Bezug auf die Durchführung der Mutterschaftsvorsorge bevölkerungsgruppenorientierte epidemiologische Interventionen verfolgen. Auch kann trotz gleicher Erhebungsinstrumente in den verschiedenen Anwendungsregionen der Perinatalstudien nicht die gleiche Reliabilität der erhobenen Daten in den verschiedenen Ländern vorausgesetzt werden [2]. Bezüglich der Stichprobe ist jeweils zu überprüfen, ob die perinatologischen 'Krankenhausregister' für die allgemeine Bevölkerung repräsentative Aussagen ermöglichen.

Das bisher Gesagte sei konkretisiert am Datenmaterial der Hannoverschen Perinatalstudie, soweit es Anfang April 1981 für den Berichtszeitraum 1980 verfügbar war (N=8215) und sich auf Fehlbildungen bezog.

Nach einer deskriptiven Auswertung der Rohdaten verbleiben etwa 1 bis 2 % formale Fehler in den Eintragungen zum Fehlbildungskatalog. Dabei ist diese Rate als Summe der Fehler der Datenerhebung, -übertragung und -erfassung zu verstehen. Dennoch können aus den zeitlichen Verläufen (Klinikaufenthalt bis Entlassung, Klinikaufenthalt bis Verlegung) einige Rückschlüsse auf die Zusammensetzung fehlender Angaben und damit auf die tatsächliche Verteilung der Fehlbildungen gezogen werden.

So zeigt sich, daß von den Kindern, die mit auffälligen Anomalien entlassen wurden (N=220), nur bei ca. 50 % (N=122) auch während des Klinikaufenthalts eine Anomalie dokumentiert wurde (Abb. 1). Sicherlich sind nicht alle Anomalien sofort erkennbar und damit dokumentierbar. Andererseits ist aber bekannt, daß die Datenerhebung der perinatologischen Studien überwiegend bei der Entlassung resp. Verlegung durchgeführt wird. Es ist daher anzunehmen, daß jene Diagnosen bevorzugt bei der letzten Eintragung, also der Entlassung oder

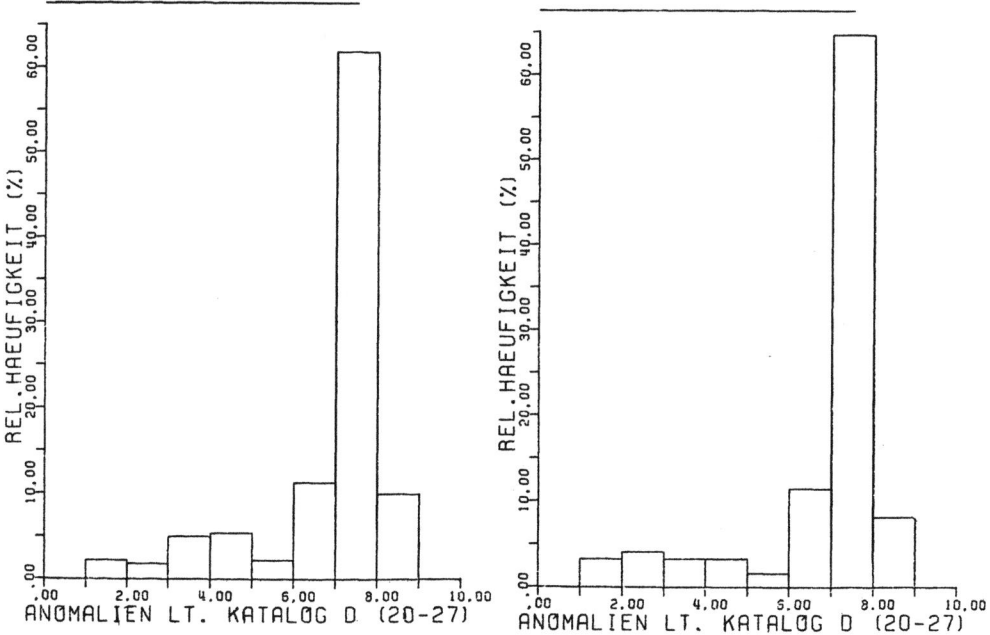

Abb. 1: Vergleichende Darstellung der Verteilung aller bei Entlassung dokumentierten Anomalien bei Neugeborenen ohne (links, N=220) sowie mit (rechts, N=122) Anomalien bei vorausgegangenen Klinikaufenthalt. Die übereinstimmenden Profile weisen auf keinen Qualitätsunterschied aber eine höhere Zuverlässigkeit der Aussagen bei der Entlassung hin (Code s. Anhang).

Verlegung, dokumentiert werden, die für den Hausarzt bzw. die Kinderklinik hohe Bedeutung haben. Interessanterweise ist das Verteilungsmuster während des Klinikaufenthaltes und bei der Entlassung gleich; nur die absoluten Häufigkeiten schwanken.

Die niedrige Inzidenz der Fehlbildungen (Klinikaufenthalt und Entlassung etwa 3 %, bei Verlegung in eine Kinderklinik 1 %, bei Tod 0,5 % bezogen auf das Gesamtkollektiv) erlaubt deshalb eine Interpretation der Häufigkeiten nur bei genauer Voranalyse. Verdeutlicht sei dies an den dokumentierten Anomalien bei Entlassungen. Bei N=220 kann der Fehler von 1 bis 2 % zu Schwankungen von 2 bis 4 dokumentierten Anomalien führen. Tritt dieser Fehler nur in einer Kategorie von Anomalien auf, die zudem noch Fallzahlen der Größenordnung 10 (worstcase) aufweist, so kann die relative Häufigkeit bis zu 40 % schwanken. Unter Berücksichtigung dieser Fehlerrate ist nur eine grobe Skizzierung der Verteilung der Anomalien möglich; eine weitergehende Interpretation sollte ohnehin nur mit Einzelfallanalysen, die eine detaillierte Fehlerbetrachtung einschließen, erfolgen.

2.4. Langfristiger Aufwand

Die Reliabilitätsfrage führt zu einem weiteren Problem: die routinemäßige Durchführung der Perinatalstudien selbst stellt trotz der 1:1-Übernahme in andere Regionen erhebliche Anforderungen an die finanziellen und personellen Ressourcen der sie tragenden Institutionen. Sowohl in Niedersachsen wie in Bayern werden die Studien durch Mitarbeiter zweier Universitätsinstitute für Medizinische Informatik gestützt. Daher ist es kaum zumutbar, durch Übernahme weiterer Aufgaben, wie etwa einem epidemiologischen Screening, den Wartungsaufwand der Studien weiter in die Höhe zu treiben. Auch in den Kliniken sind die Grenzen des Dokumentierbaren schnell erreicht. Einzelne Kliniken der Bayrischen Perinatal-Erhebung erfassen parallel für 4 Studien Daten und sind damit bereits überlastet.

Überla [9] faßt diesbezüglich zusammen: 'Die sorgfältige Erfassung medizinischer Daten über längere Zeit erfordert extreme Genauigkeit und Hingabe vieler Mitarbeiter.....Die Methodenvielfalt macht es schwer, in einem Kopf alle für eine bestimmte Untersuchung relevanten Denkansätze zu versammeln. Die Übertragung von der Forschung auf die Anwendung ist schwerfällig und lückenhaft, es braucht Jahrzehnte bis sich gesicherte Erkenntnisse durchsetzen.'

Letztere Tatsache ist bereits vielfach bestätigt. Aus unserem eigenen Bereich wissen wir, wie schwierig es ist, Ergebnisse der Qualitätsbeurteilung methodisch in Qualitätssicherung umzusetzen und das durch die Sicherungsmaßnahmen einmal erreichte Niveau der Versorgung zu erhalten. Bei Hinzunahme epidemiologischer Aspekte in Ergänzung des primär qualitätsorientierten Zieles ist zusätzlich eine Erhöhung der ständigen Auswertbereitschaft notwendig. Das bedeutet für die Perinatalstudie oder ähnliche Qualitätssicherungsprogramme, daß die sie stützenden Universitätsinstitute wieder in eine beratende Rolle zurückfinden müssen. Für die laufende methodische Arbeit müssen eigene Ressourcen seitens der Ärzte und ihrer Berufsverbände bzw. Fachgesellschaften geschaffen werden.

3. Schlußfolgerung

Die epidemiologische Nutzung flächendeckender Qualitätssicherungsprogramme der Perinatologie scheint prinzipiell möglich. Jedoch kann dies nicht auf dem Weg über eine lexikalisch erfaßte Datensammlung erfolgen, sondern nur indem die Erfüllung der Anforderungen der epidemiologischen Studien im Hinblick auf Zuverlässigkeit und Stichprobengüte regelmäßig überprüft wird. Die Vielzahl konkurrierender Studien macht es notwendig, den Gesichtspunkt der Datenerfassungsökonomie in den Vordergrund zu rücken. In jedem Fall verlangt eine erweiterte Nutzung der perinatologischen Dokumentationen über Jahre hinaus einen erheblichen methodischen, organisatorischen und finanziellen Aufwand.

Hier wird ein Zielkonflikt offensichtlich: die auf Qualitätssicherung ausgerichteten Perinatalstudien müssen ob der Machbarkeit im klinischen Alltag viele methodische Kompromisse zugunsten einer exakten Datenerfassung eingehen. Demgegenüber verlangt z.B. ein Mißbildungsmonitoring erheblichen zusätzlichen Dokumentations- und Prüfaufwand in der Datenerhebung (niedrige Inzidenzen), der der Praktikabilität der Qualitätsbeurteilung entgegen läuft.

Der regionale Vergleich der Ergebnisse der bisher ralisierten Qualitätssicherungsstudien ist nur dann möglich, wenn im Sinne des modernen Verständnisses der Epidemiologie zu den erhobenen Patientendaten Daten der jeweiligen Gesundheitsversorgungssysteme erfaßt, dokumentiert und auch ausgewertet werden. Ohne Erfüllung dieser Voraussetzung werden

weiter wie bisher [5] fraglich vergleichbare Prävalenzen nebeneinander
gestellt. Diese Strukturparameter sind einheitlich für die verschiedenen
Studien auf einem zusätzlichen Beleg zu erfassen. In diesen Beleg müßten
nicht nur medizinische, sondern auch soziale und gesundheitspolitische
Daten eingehen. Damit verliert der Begriff Nutzung seine scheinbare
Wertneutralität. Strukturparameter lassen sich auf dieser Ebene nur
als Nutzwerte definieren, d.h. unter Einschluß subjektiver Wertbegriffe.

'Dabei ist das unerreichbare Ideal die Festlegung des Bedarfs an medizinischen Dienstleistungen, unerreichbar deswegen, weil der Begriff
des Bedarfs Wertvorstellungen enthält, über deren Richtigkeit und Bedeutung keine Einigkeit besteht. Ohne derartige Wertvorgaben ist aber
der Bedarf epidemiologisch nur schwer bestimmbar' [6].

Einige Anregungen für die Zusammenstellung eines derartigen Datenerfassungskataloges finden sich schon bei Lee und Jones [nach 4], die vor
45 Jahren allgemeine Kriterien für Qualitätsbeurteilungen in der Medizin ableiteten. Die im folgenden aufgeführten 8 grundsätzlichen Qualitätsangebote sind für einen derartigen Strukturbeleg zu quantifizieren und wenn möglich im Hinblick auf die Messbarkeit in der Perinatologie zu operationalisieren:

1. wissenschaftliche Grundlage allen medizinischen Handelns
2. präventive Strategien
3. Zusammenarbeit von Verbrauchern und Anbietern
4. Behandlung eines Patienten als Ganzes
5. enges und anhaltendes Arzt-Patient-Verhältnis
6. umfassende, zusammenarbeitende Versorgungseinrichtungen
7. Zusammenarbeit zwischen medizinischen und sozialen Diensten und
8. Verfügbarkeit der Einrichtungen des Gesundheitssystems für jedermann.

Ein erster Schritt in Richtung auf einen qualifizierten regionalen Vergleich soll noch 1981 auf einer Tagung in Amberg getan werden.

Literatur:

1. Brook, R.H., Lohr, K.N.: Quality Assurance of Medical Care: Lessons From The U.S. Experience. In: Selbmann, H.K., Überla, K.K. (Edit.): Quality Assessment of Medical Care (Bleicher Verlag, Stuttgart 1981)

2. Grüntzig, A., Blohmke, M., Depner, R., Augsburger, W.: Prüfung der Zuverlässigkeit medizinischer Fragen in der epidemiologischen Forschung. Meth. Inform. Med. 7, 3, 159-165 (1968).

3. Hornei, R., Waack, B.: Die Epidemiologie als Methode der medizinisch-wissenschaftlichen Arbeit. Zeitschr. f. Militärmed. 4, 200-209 (1975).

4. Kessner, D.M., Schalk, C.E., Singer, J.: Assessing Health Quality - The Case for Tracers. N. Engl. J. Med. 288 189-194 (1973).

5. Maier, E.: Gegenwärtiger Stand der Mütter- und Säuglingssterblichkeit im nationalen und internationalen Vergleich: Folgerungen für den Aufgabenkatalog des öffentlichen Gesundheitsdienstes. Öffentl. Gesundh.-Wesen 39, 525-536 (1977).

6. Pflanz, M.: Epidemiologische Aussagen in der Gesundheitssystemforschung - Methode und Inhalt. In: Eimeren, W. van (Hrsg.): Perspektiven der Gesundheitssystemforschung. (Springer Verlag, Berlin, Heidelberg, New York 1978) 154-158.

7. Rienhoff, O., Hartmann, K.W.: Perinatologische Arbeitsgemeinschaft in der Kassenärztlichen Vereinigung Niedersachsen. (Kassenärztliche Vereinigung Niedersachsen, Hannover 1980).

8. Selbmann, H.K., Warncke, W., Eissner, H.J.: Comparisons of Obstetric Departments as a Tool for Quality Assurance - Methodological Aspects and Problems. Vortragsmanuskript.

9. Überla, K.K.: Epidemiologie heute. Münchn. Med. Wschr. 122, 24, 891-893 (1980).

10. Warncke, W., Selbmann, H.K.: Datenaufbereitung in epidemilogischen Studien. Stat.Software Newslet. 5, 2, 60-68 (1979).

11. Wolf, G.K.: Anforderungen zur Datenaufbereitung aus der Sicht der Epidemilogie. Stat. Software Newslet. 6, 2, 39-43 (1980).

Anhang: Code der Fehlbildungen (Anomalien laut Katalog D)

lfd. Nr.	Katalog-	Bezeichnung
1	20	Multiple Anomalien (z.B. B. M. DOWN)
2	21	Anomalie ZNS/Neuralrohr
3	22	Anomalie Gesicht/Sinnesorgane
4	23	Anomalie Thorax/-organe/Zwerchfell
5	24	Anomalie Abdomen/Gastrointestinaltrakt
6	25	Anomalie Harntrakt/äuss. Genitale
7	26	Anomalie Skelett/Muskulatur
8	27	Andere Anomalien/Störungen

QUALITÄTSSICHERUNG IN DER CHIRURGIE

H.J. Eißner (+), P. Swertz (++), W. Schega (+++)

(+)   Institut für Medizinische Informationsverarbeitung, Statistik
       und Biomathematik der Ludwig-Maximilians-Universität, München
(++)   Deutsches Krankenhausinstitut e.V., Düsseldorf
(+++) Deutsche Gesellschaft für Chirurgie - Leitstelle Qualitätssiche-
       rung, Krefeld

Bei Ansätzen zur Sicherung der Qualität ärztlichen Handelns im Bereich der chirurgischen Krankenhausversorgung müssen auch die Besonderheiten des Fachgebietes berücksichtigt werden, Besonderheiten in dem Sinne, daß die Qualitätsbeurteilung einzelner Elemente des Prozesses oder des Outcomes im Vergleich zu den nichtoperativen Disziplinen von größerer Bedeutung ist oder mit anderen Schwierigkeiten verbunden ist.
Im folgenden werden zwei dieser Besonderheiten mit je einem dazu möglichen Qualitätssicherungsansatz vorgestellt.

Indikation zur Operation
Die Überprüfung der Richtigkeit der Indikationsstellung ist wegen der mit jeder größeren Operation verbundenen Risiken eine wichtige Aufgabe der chirurgischen Qualitätssicherung.
Bei jeder operativ therapierbaren Erkrankung muß der behandelnde Chirurg entscheiden, ob er dem Patienten eine operative Therapieform empfehlen soll. Drei prinzipiell verschiedene Situationen können hierbei unterschieden werden [1]:

- Bietet kein anderer Behandlungsweg die gleiche Heilungschance und ist die Operationstoleranz des Patienten nicht eingeschränkt, liegt eine absolute Indikation vor.
- In Situationen, in denen die Überlegenheit der Operation begrenzt oder nicht sicher ist oder Diagnose/Befunde nicht eindeutig sind oder die Operationstoleranz infolge von Risikofaktoren oder Zweiterkrankungen leichtgradig eingeschränkt ist, ist die Indikation nur relativ.
- Eine Kontraindikation ist gegeben, wenn sich die Operation aus Gründen der stark verminderten Operationstoleranz verbietet oder ein inoperabler Befund vorliegt.

Die richtige Einschätzung, welche der Situationen vorliegt, hängt dabei u.a. ab von der:

- Vollständigkeit der präoperativen Diagnostik (Grundleiden, Zweiterkrankungen, Gesamtkonstitution und - disposition),
- korrekten Beurteilung dieser Befunde,
- richtigen Einschätzung der Prognosen alternativer Therapieformen.

Diese oft schwierige Risiko/Nutzen-Abwägung - insbesondere bei elektiven Eingriffen mit relativer Indikation - läßt sich nur unzureichend mit expliziten Verfahren der Qualitätsbeurteilung überprüfen.

Ein in den USA erprobtes Modell verwirklicht diese Überprüfung durch eine Zweitbeurteilung der Indikationsstellung, die ein unabhängiger Chirurg durchführt.

Second Opinion Program [2]

In diesem Programm, das seit 1972 an der Cornell Universität in New York erprobt wird, kann sich jeder Patient bei einer geplanten elektiven Operation von anderen Ärzten kostenlos beraten lassen. Unabhängig vom Ergebnis der Zweitbeurteilung liegt die letzte Entscheidung für oder gegen eine Operation beim Patienten.

Die Durchführung der Zweitbeurteilung bringt den Patienten von 2 der 7 Krankenversicherungen, die sich an diesem Programm beteiligen, finanzielle Vergünstigungen (sog. Pflichtprogramm). Hier liegt die Beteiligung bei 80%, während sie bei den anderen nur bei 10% liegt. Im Pflichtprogramm wurden von 1972 bis 1979 für etwa 5000 Operationen Gutachten eingeholt; bei 18,5% wurde die Operationsempfehlung nicht bestätigt. Häufigste Gründe hierfür waren:

- konservative Therapie vorzuziehen (42%)
- Diagnose nicht bestätigt (37%)
- weitere Diagnostik erforderlich (19%).

Bei einer Befragung der Patienten waren nach 6 Monaten 70%, nach 12 Monaten 62,5% noch nicht operiert.

In Deutschland ist ein solches Verfahren noch nicht erprobt worden. Hierfür mag ausschlaggebend sein, daß bei uns eine mehrfache Beurteilung der Indikation durch einweisenden Arzt, Assistenzarzt, Ober- und Chefarzt vorherrscht, wohingegen in den USA das Belegarztprinzip überwiegt. Da jedoch die Beurteilungen von verschiedenen Ärzten einer Klinik streng genommen nicht unabhängig sind, bleibt es offen, ob ein solches Verfahren nicht auch bei uns wirksam sein kann.

Operations-Trauma

Eine zweite Besonderheit betrifft den während des stationären Aufenthaltes erfaßbaren Outcome.

Schon bei konservativer Therapie ist die Beurteilung der kurz- bis mittelfristigen Effekte auf das Grundleiden noch während des stationären Aufenthaltes schwierig; bei operativer Vorgehensweise wird diese Beurteilung zusätzlich durch die traumatisierenden Folgen der Operation erschwert.

Die während des stationären Aufenthaltes meist erfaßten Maße, wie postoperative Komplikationen, Letalität, Liegezeit etc., sind vermengte Effekte der Grundkrankheit und des durch jede größere Operation erzeugten Traumas. Zur Outcome-Beurteilung der Grundkrankheit sind diese Maße daher oft nur schlecht geeignet. Andererseits können sie als indirekte Maße für die technische Qualität der Operationsdurchführung betrachtet werden; dies setzt voraus, daß durch Adjustierungsverfahren, z.B. Staging nach Gonella [3], die präoperativ bestehenden Unterschiede hinsichtlich Krankheitsstadium und Operationstoleranz ausreichend berücksichtigt werden können.

Zur Erfassung des Outcomes der Grundkrankheit eignen sich Ansätze, die über den Zeitraum des aktuellen stationären Aufenthaltes hinausgehen. Einer dieser Ansätze, der für die ambulante Versorgung entwickelt wurde, wird derzeit in der Qualitätsstudie Chirurgie für die stationäre chirurgische Versorgung erprobt.

Problem Status Index [4]

Mushlin geht aus von der These Williamsons [5], daß Qualitätssicherungsaktivitäten am wirkungsvollsten sind, wenn sie mit der Beurteilung des Outcomes beginnen. Erst wenn die bei der Outcome-Beurteilung gefundenen Ergebnisse nicht den vorab definierten Standards entsprechen, wird eine retrospektive Analyse des Prozesses durchgeführt, mit dem Ziel korrigierbare Mängel zu entdecken. Mushlin hat für die Outcome-Beurteilung einen einfachen Fragebogen entwickelt, der den Patienten eine bestimmte Zeit nach Abschluß der Behandlung zugeschickt wird. Die Fragen beziehen sich auf die Häufigkeit und Intensität eventuell noch bestehender Beschwerden und damit zusammenhängender Ängste sowie auf die Beeinträchtigung in den Aktivitäten des täglichen Lebens. Die Definition des Soll-Outcomes und die retrospektive Analyse des Behandlungsprozesses beziehen sich im Konzept von Mushlin auf den Einzelfall, während im Health Accounting Konzept von Williamson der Soll-Outcome für aggregierte Daten definiert wird. Mushlin überprüfte die Effektivität seiner Strategie u.a. dadurch, daß er die Prozesse und Ergebnisse durch unabhängige Kollegen mit expliziten und impliziten Verfahren bewerten ließ.

Bei einer Untersuchung der ambulanten Versorgung von Patienten mit Infekten der oberen Luftwege berichtet er von einer positiven Vorhersagegenauigkeit von 87%, d.h. bei 87% der Patienten, die bei der Befragung dem Standard nicht entsprechende Ergebnisse aufwiesen, fanden sich verbesserungsbedürftige ärztliche Leistungen; umgekehrt wurde bei akzeptablen Ergebnissen nur in 8% ein verbesserbarer Prozeß gefunden.

Sollte sich ein ähnlich strenger Zusammenhang zwischen Prozeß- und Outcome-Qualität auch bei der stationären Behandlung einzelner chirurgischer Erkrankungen zeigen lassen, wäre mit dem Fragebogen von Mushlin ein einfaches Instrument gegeben, die schon beschriebenen Schwierigkeiten der Outcome-Beurteilung lösen zu helfen. Problematisch bei diesem Ansatz ist, daß er beim routinemäßigen Einsatz auf die retrospektive Analyse von Krankengeschichten für die Beurteilung des Behandlungsprozesses zurückgreift, da die Krankengeschichten diesen Prozeß oft nur lückenhaft abbilden. Dies gilt insbesondere für die manchmal knapp gehaltenen Aufzeichnungen der Chirurgen.

<u>Qualitätsstudie Chirurgie 1980</u>

Die Deutsche Studie zur Qualitätssicherung in der Chirurgie - gefördert von der Robert-Bosch-Stiftung - wird durchgeführt von der Deutschen Gesellschaft für Chirurgie (Ausschuß für Qualitätssicherung, Prof. W. Schega), dem Deutschen Krankenhaus-Institut (Prof. S. Eichhorn) und dem Institut für Medizinische Informationsverarbeitung, Statistik und Biomathematik (Prof. K. Überla) zusammen mit 12 chirurgischen Kliniken in Nordrhein-Westfalen und 2 außerhalb NRW. Diese Kliniken gehören je zur Hälfte der Zentral- und Maximalversorgung und der Grund- und Regelversorgung an.

Ziel der Studie ist es, Verfahren zu entwickeln und zu erproben, die für die Qualitätssicherung in der chirurgischen Krankenhausversorgung geeignet sind.

Aus der Vielzahl medizinischer Leistungen, die in chirurgischen Abteilungen erbracht werden, wurde die Behandlung von Patienten mit einer der 3 Tracer-Diagnosen [6],: Leistenhernie, Cholecystitis/ -lithiasis und Oberschenkelhalsfraktur für die Studie ausgewählt.

Für jede der 3 Diagnosen wurde ein Erhebungsbogen entwickelt. Der umfangreichste Bogen umfaßt 99 Items (Cholecystitis), der kürzeste 70 Items (Leistenhernie). Erfaßt werden neben Angaben zur Person und Klinik: Situation bei Aufnahme, diagnostische Maßnahmen, Zweiterkrankung und Risikofaktoren, intraoperative Diagnostik, Operationsbefunde, Operationsverfahren, postoperative Komplikationen, die Situation bei Entlassung und eventuell vorausgegangene stationäre Behandlungen wegen dieser Erkrankungen.

Die Erhebung erfolgt seit Anfang 1980 parallel auf zwei verschiedenen Wegen: während des stationären Aufenthaltes der Patienten durch klinikeigenes Personal, meist durch die behandelnden Ärzte; retrospektiv wird für einen Teil der Patienten durch studieneigenes Personal ein zweiter Erhebungsbogen ausgefüllt, wofür im wesentlichen die in den Krankenblättern dokumentierten Angaben verwendet werden.

Erste orientierende Vergleiche der Ergebnisse beider Erfassungswege zeigen zum Teil beträchtliche Unterschiede. Abweichungen von über 20% treten auf bei den Items zur Erfassung der Situation bei Aufnahme und der präoperativ bestehenden Risikofaktoren und Zweiterkrankungen.

Die Patienten mit der Diagnose Cholecystitis/-lithiasis bekommen etwa 6 Monate nach der Entlassung aus dem stationären Aufenthalt einen Fragebogen zugeschickt. Der dabei verwendete Fragebogen enthält neben den von Mushlin verwendeten Fragen auch Fragen bezüglich der Zufriedenheit mit der stationären Behandlung und über weitere ambulante oder stationäre Behandlungen.

Die Rückantwortquote liegt bisher bei 78%. Der geplante Vergleich des Prozesses bei genügenden Ergebnissen mit dem bei ungenügenden Ergebnissen steht noch aus. Die Resonanz bei den Patienten auf diese Aktion ist überwiegend positiv.

Für die explizite Beurteilung der Struktur-Qualität wurde ein umfangreicher Fragebogen entwickelt, der die Grundlage für eine Ressourcen-Analyse bildet. Erfaßt wurden u.a.:

Betten- und Leistungskapazität, fachliche Strukturierung der Klinik, Personalbesetzung, räumliche Ausstattung, diagnostische und therapeutische Möglichkeiten.

Eine zentrale Stellung im Rahmen des entwickelten Konzeptes nimmt die
Beraterkommission ein. Sie setzt sich zusammen aus klinischen Teilnehmern an der Studie, die zu Beginn in diese Kommission gewählt wurden.
Zu ihren Aufgaben gehören:

- Begehung der chirurgischen Arbeitsplätze als Ergänzung zur Ressourcen-Analyse,
- Entwicklung und Fortschreibung von Standards für die Prozeß und Outcome Beurteilung,
- implizite Qualitätsbeurteilung, bei der sie von den aggregierten oder für den Einzelfall aufbereiteten Ergebnissen aus Erhebung und Nachbefragung ausgeht,
- interkollegiale Gespräche vor Ort.

Ähnlich wie in der Pilotstudie 1979, an der sich 22 Kliniken mit 7 Diagnosen beteiligt hatten, werden Klinikstatistiken und Sammelstatistiken erstellt und in größeren Abständen an die beteiligten Kliniken verschickt. Diese Statistiken ermöglichen den Kliniken zwar, ihre Ergebnisse mit dem Gesamtergebnis aller Kliniken zu vergleichen, der Vergleich mit den Ergebnissen anderer Einzelkliniken ist jedoch nicht möglich. Diesen Zweck sollen sogenannte Klinikprofile erfüllen. Dies ist eine Form der graphischen Darstellung von Klinikergebnissen, die primär für die Bayerische Perinatal-Erhebung entwickelt wurde.

Die Profile sollen in einer den Klinikern verständlichen Form den Zusammenhang zwischen mehreren Qualitätsmerkmalen veranschaulichen und die Möglichkeit bieten, Abweichungen von akademischen oder statistischen Standards zu signalisieren.

Der in der Abbildung 1 gezeigte Ausschnitt eines Profiles bezieht sich auf Ergebnisse aus der Pilotstudie 79 für die Diagnose Gallenwegserkrankung. Die Spannweiten der beobachteten Häufigkeiten der einzelnen Items werden dabei auf gleichlange Strecken abgebildet, die so zentriert sind, daß die Median-Häufigkeiten untereinander stehen. Die Häufigkeiten sind in Prozent angegeben, wobei die niedrigste Frequenz mit N, die mediane mit M und die höchste mit H markiert sind.

Der gepunktete Abschnitt zwischen den Ziffern 2 und 7 veranschaulicht den Interquartil-Bereich, der schraffierte Abschnitt den Auffälligkeitsbereich, der begrenzt wird durch: beobachtetes Minimum (Maximum) und oberer (unterer) Auffälligkeitsgrenze. Die Auffälligkeitsgrenzen für die

ISB 17.3.1981

PROFILE PILOTSTUDIE 1979
GALLENWEGSERKRANKUNG (KURATIV)   Klinik Nr.: XYZ

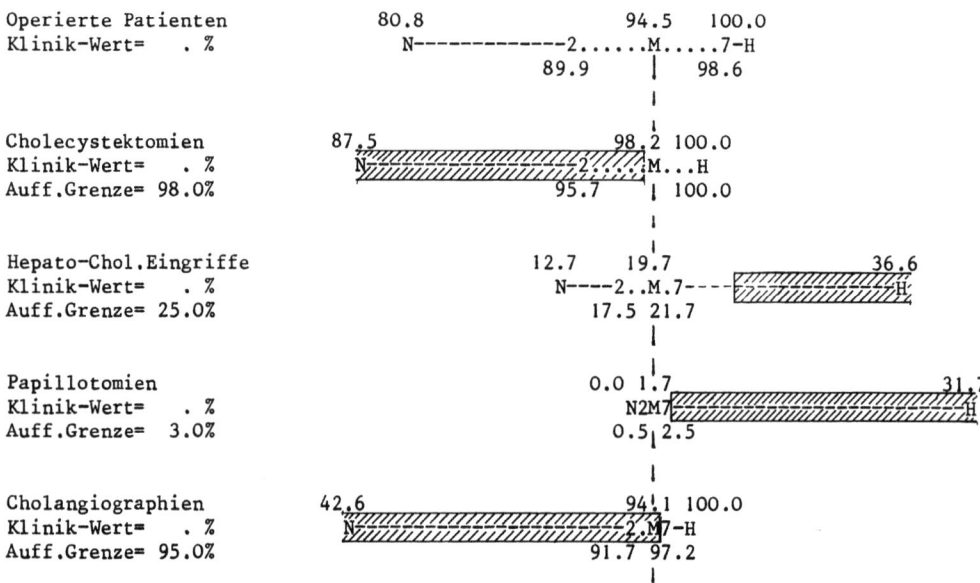

Abb. 1: Ausschnitt aus einem Klinikprofil ohne Klinikergebnis. Die Auffälligkeitsbereiche sind schraffiert.

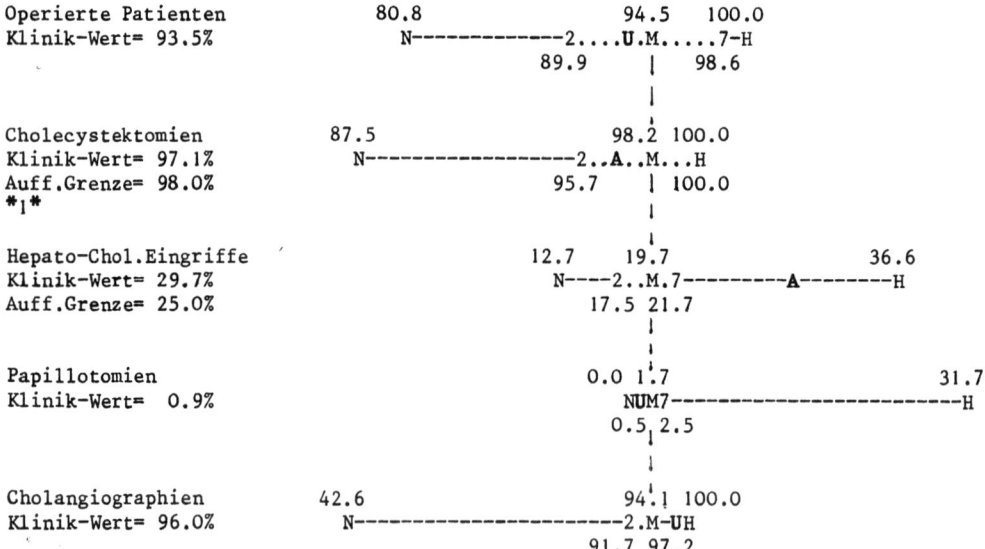

Abb. 2: Ausschnitt aus einem Klinikprofil mit den Ergebnissen einer (hypothetischen) Klinik

einzelnen Items wurden von der Beraterkommission festgelegt. Zum Beispiel wurden bei dem Item Hepatocholedochus-Eingriffe relative Häufigkeiten beobachtet, die von 12,7% bis 36,6% reichen. Der Interquartilbereich erstreckt sich von 17,5% bis 21,7% bei einem Median von 19,7%. Die Grenze, bei deren Überschreitung ein Ergebnis als auffällig bezeichnet werden kann, wurde auf 25% festgelegt.

Bei den routinemäßig auf dem Rechner erstellbaren Profilen werden die Ergebnisse für die Einzelklinik dann jeweils mit U (unauffällig) oder mit A (auffällig) markiert (Abb. 2).

Erst eine abschließende kritische Analyse der Ergebnisse der Qualitätsstudie Chirurgie kann zeigen, welche der Ansätze für eine breite Anwendung in der Routine geeignet sind.

Der berechtigte Anspruch - erst möglichst **viele** der methodischen Probleme der Qualitätssicherung ärztlichen **Handelns** zu lösen - sollte nicht dazu führen, daß sich die Institutionalisierung von Qualitätssicherungsmaßnahmen um Jahre verzögert. Die vorhandenen Instrumente mögen zwar für die Beurteilung geringer Qualitätsunterschiede noch nicht geeignet sein, zum Erkennen und Beeinflussen großer Abweichungen können sie jedoch heute schon eingesetzt werden.

Literatur:

1. Reifferscheid, M.: Chirurgie:
    Thieme, Stuttgart (1977).
2. Grafe, W.R.: The Second Opinion Program.
    in: H.K. Selbmann; K.K. Überla: Quality Assessment of Medical Care. Bleicher Stuttgart (1981)
3. Gonella, J.S.; Goran, M.J.: Quality of Patient Care - A Measurement of Change: The Staging Concept. Med. Care 13 (1975) 467-473.
4. Mushlin, A.I.; Appel, F.A.; Katz, H.: The Value of Assessing Outcome for Quality Assurance of Ambulatory Care. Ann.Int.Med. 89 (1980).
5. Williamson, J.W.: Evaluating Quality of Patient Care: A Strategy Relating Outcome and Process Assessment. JAMA 218 (1971) 564-569.
6. Kessner, D.M.; Kalk, C.E.; Singer, H.: Assessing Health Quality: The Case for Tracers. N.Engl. J. Med. 288, 1973, 189-194.

ERFAHRUNGEN AUS DER QUALITÄTSSICHERUNGSSTUDIE DER CHIRURGIE 1977

O. Scheibe (+), W. Schega (++), D. Tadic (+)

(+) Chir.Klinik des Bürgerhospitals Krankenhaus Feuerbach, Stuttgart
(++) Deutsche Gesellschaft für Chirurgie-Leitstelle Qualitätssicherung, Krefeld

Die erste chirurgische Pilotstudie, die im 2. Halbjahr 1977 fünf der häufigsten "chirurgischen" Krankheiten überprüfte, kann als erfolgreich angesehen werden. Sie trug dazu bei, daß das Problem einer Qualitätssicherung chirurgischen Arbeitens weiter gefördert wurde und andere Fachdisziplinen befruchtete (Innere Medizin, Röntgenologie u.a.). Die fünf analysierten Krankheiten - Appendizitis, Cholelithiasis, Leistenhernie, Oberschenkelhalsfraktur und Rektumkarzinom - haben Unterschiede zwischen den Kliniken gezeigt, die sicherlich einer weiteren Klärung bedürfen. So ist z.B. die unterschiedliche Liegedauer bei gleicher Krankheit in den Kliniken einer zusätzlichen Prüfung zu unterziehen. (Tabelle 1). Nur eine genaue Analyse kann die Qualität des chirurgischen Arbeitens erhellen.

Tab. 1: Korrelationen zwischen postoperativen Liegezeiten und Komplikationsraten innerhalb der 5 beteiligten Kliniken (eine Interpretation ist nur mit Hilfe spezifizierter Komplikationen möglich)

	Klinik				
	A	B	C	D	E
Appendizitis					
Fälle	33	171	204	109	84
p.o.Liegedauer (Tg)	13	6	9	8	9
Komplikationsrate %	21	4	8	17	13
Cholelithiasis					
Fälle	25	376	137	88	30
p.o.Liegedauer (Tg)	14	8	16	13	20
Komplikationsrate %	26	9	28	6	23
Rektumkarzinom					
Fälle	22	71	25	16	4
p.o.Liegedauer (Tg)	22	17	26	21	28
Komplikationsrate %	55	4	48	10	0

Kliniken, die innerhalb einer mittleren Leistungsbreite liegen, finden sich bestätigt und können hieraus Konsequenzen für eine weitere Leistungssteigerung ziehen. Denen aber, die deutlich und permanent auf der negativen Seite dieser mittleren Leistungsbreite liegen, sollte eine Beraterkommission von erfahrenen Kollegen an Ort und Stelle helfen, die Ursache dafür aufzuklären und Wege zur Abhilfe aufzuzeigen. Dies wird als interkollegiale Selbstkontrolle im System bezeichnet [1].

Einige negative Erfahrungen von 1977 wurden schon in der Studie 79, vor allem aber in der Qualitätsstudie Chirurgie 1980 eliminiert. So wurde in der Pilotstudie 1979 die Reintervention als besonderer Begriff hereingenommen und nach dem Ort der ersten Operation gefragt (Reinterventionen nach eigenen Eingriffen sind damit sofort erkennbar). Als weitere Beispiele seien die postoperativen Komplikationen vermerkt; sie sind nach septischen, thromboembolischen, cardiopulmonalen usw. unterteilt. Der Einfluß von Thromboembolieprophylaxe, Anästhesieform, langer Liegedauer usw. läßt sich besser erkennen.

Aus der Pilotstudie 1977 geht nicht hervor, warum von 44 Todesfällen nur 4 seziert wurden; dies sind weniger als 10%. Ein wichtiger Gesichtspunkt in der Frage der Qualitätssicherung! Er bedeutet einen Mangel in der Qualität der Arbeit unserer Krankenhäuser, da die wichtigste und aussagekräftigste Möglichkeit zur Überprüfung des eigenen chirurgischen Handelns fehlt. Neben den schon bewährten "Gutachterkommissionen" und "Schlichtungsstellen" der Landes-Ärztekammern wird bald die besprochene "Beratungskommission für Qualitätsfragen" ihre Arbeit aufnehmen können. Es kommt ihr eine große Bedeutung in der Beurteilung vermuteter Qualitätsmängel zu [1]. Diese "Beratungskommission für Qualitätsfragen" wird voraussichtlich von der Deutschen Gesellschaft für Chirurgie eingerichtet. Es handelt sich um ein neutrales Fachgremium nach dem Vorbild Hollands, das jedem Kollegen zur Verfügung steht.

Aus der ersten kleinen "Pilotstudie 1977" entwickelte sich eine größere "Pilotstudie 1979", die auf 22 Häuser und 7 Krankheiten erweitert wurde. Hierbei wurden Daten von über 14.000 Patienten erhoben, die im Rechenzentrum der Berufsgenossenschaft in Frankfurt/Main aufbereitet und vom Institut für medizinische Informatik, Statistik und Biomathematik der Universität München (ISB) ausgewertet werden. An die "Studie 1979" hat sich dann am 1.1.1980 ein gemeinsam von der Deutschen Gesellschaft für Chirurgie, dem Deutschen Krankenhausinstitut in Düsseldorf und dem

ISB in München geplantes und von der Robert-Bosch-Stiftung gefördertes Forschungsprojekt für die "Verfahrensentwicklung und Verfahrenserprobung zur Qualitätssicherung in der chirurgischen Krankenhausversorgung" angeschlossen.

Literatur:
1. Schega, W.:
    Qualitätssicherung in der Chirurgie
    Deutsche Gesellschaft für Chirurgie (Mitteilungen)
    (1980) 159 - 162

NOTWENDIGKEIT UND ANSÄTZE DER QUALITÄTSSICHERUNG IN DER NEUROCHIRURGIE

W.J. Bock und U. Dietrich

Neurochirurgische Universitätsklinik Düsseldorf
(Direktor: Prof.W.J.Bock)

Aufgabe der Qualitätssicherung in der Medizin ist es, Methoden zu sammeln, zu ordnen und weiter zu entwickeln, sie zu erproben und auszuarbeiten. Ziel sollte es dabei sein, dem Arzt Hilfen zu geben, sein Handeln meßbarer und vergleichbarer zu machen.

Da aber das ärztliche Tun an sich ein immaterielles Gut ist, das nicht allein durch naturwissenschaftliche Methoden direkt meßbar ist, muß man sich auf eine Anzahl von Einzeldaten, z.B. auch aus der Krankengeschichte, zurückziehen. So steht und fällt die Qualitätssicherung des ärztlichen Handelns mit der Qualität der dokumentierten Daten. Die Methoden der Qualitätsmessung können nur verglichen werden, wenn ein wahrheitsgemäßer und lückenloser Datensatz von allen Beteiligten zugrunde gelegt wurde.

Primär muß also eine Vereinheitlichung der unterschiedlichen Definitionen und der Nomenklaturen erfolgen, sowie eine Prioritätensetzung der einzelnen Daten durchgeführt werden, was nur von den behandelnden Ärzten selbst geschehen kann. Auch die Erfassung der Daten ist nur durch den Mediziner selbst sinnvoll durchzuführen, während Dokumentation und Statistik, d.h. die methodischen Hilfen, von außen eingebracht werden müssen. Von beiden Seiten sind dabei die rechtlichen Grundlagen und insbesondere die Bedürfnisse des Datenschutzes zu jeder Zeit zu beachten.

Betrachtet man sich die anfallenden Daten, finden sich 3 Gruppierungen: der Zustand vor Beginn der Behandlung (structure), der Verlauf während der Behandlung (process) und der Zustand nach der Behandlung (outcome). Dabei sollten räumliche, apparative und personelle Ausstattung der Klinik mit berücksichtigt werden. Ein Unterschied ergibt sich auch beim Vergleich ambulanter und stationärer Behandlungen, bzw. der Nachuntersuchungsergebnisse. Weiterhin sollte berücksichtigt werden, daß durch die ambulante Betreuung der Patienten eine gewisse Vorauswahl für die stationäre Betreuung erfolgt, was zu einer unterschiedlichen Zusammensetzung des gesamten Patientengutes führen kann.

Die hoffnungsvollen Ansätze der Qualitätssicherung bei der Bayerischen
Perinatalerhebung und in der Studie der Deutschen Gesellschaft für
Chirurgie mit Beteiligung des Deutschen Krankenhausinstitutes haben auch
die Deutsche Gesellschaft für Neurochirurgie bewogen, eine eigene
Pilotstudie, getragen durch die Kommission für Qualitätssicherung und
die Kommission für Dokumentation, durchzuführen. Es sollen drei typische
Erkrankungen aus unterschiedlichen Bereichen untersucht werden:
1. der lumbale Bandscheibenvorfall (Wirbelsäule)
2. das Konvexitätsmeningeom (Hirntumor)
3. das Aneurysma des Ramus communicans anterior (cerebrale
   Gefäßfehlbildung).

Bei der Zusammenstellung der Strukturdaten ist der neurologische Ausgangsbefund ausschlaggebend. Z.B. ist ein tiefes Koma ein prognostisch ungünstiger Faktor trotz aller therapeutischer Bemühungen. Daneben müssen Dauer der Erkrankung und die bisherige Vorbehandlung berücksichtigt werden. Weiterhin entscheidend sind oft Allgemeinzustand, Begleiterkrankungen und das Lebensalter des zu behandelnden Patienten. Es scheint auch bei einigen Erkrankungen wichtig zu sein, welche diagnostischen Maßnahmen bisher durchgeführt worden sind und ob Art und genaue Lokalisation der Erkrankung schon präoperativ bekannt waren.

Noch größer ist die Menge der Prozessdaten, wobei erstens Art der Behandlung (operativ oder konservativ), Zeitpunkt der Operation und der intraoperative Befund wesentlich sind. Auch darf man nicht den Einfluß der unterstützenden medikamentösen Therapie vergessen, z.B. Thromboseprophylaxe, antibiotische Therapie, antiödematöse Behandlung und vasospasmolytische Therapie.

Das histologische Ergebnis muß in seiner unterschiedlichen Aussage über das Ausmaß der mikroskopischen Veränderungen mit beachtet werden. Zweitens ergibt der postoperative Verlauf einen wesentlichen Anteil an Prozessdaten. Es werden postoperative Komplikationen, ihr Ausmaß und ihre Rückbildungszeit erfaßt. Eine Intensivbehandlung sollte ebenfalls mit berücksichtigt werden. Außerdem ist die Gesamtdauer der stationären Behandlung einzugeben, obwohl hier sehr unterschiedliche Aussagen möglich sind. Gerade im neurochirurgischen Krankengut kann eine lange Verweildauer möglich sein, ohne daß das Ergebnis für den Patienten schlechter wäre.

Die Ergebnisdaten zeigen den Zustand des Patienten zum Zeitpunkt der Entlassung bzw. Verlegung in eine andere Klinik. In der Neurochirurgie stellt dieses in der Regel nicht das Endergebnis dar, vor allem, da ein Großteil der Patienten schon rasch nach der Operation in nachbehandelnde Krankenhäuser verlegt wird, schon aus Platzgründen.

So muß man sinnvoller Weise für die unterschiedlichen Erkrankungen jeweils Nachuntersuchungen nach bestimmten Zeiträumen vornehmen, um den echten Langzeitverlauf zu dokumentieren. Erst das kann als Endergebnis angesehen werden.

Die von der Deutschen Gesellschaft für Neurochirurgie vorgesehenen 6 Kliniken werden die anfallenden Daten auf die für den Terminalbetrieb eingerichteten Dokumentationsbögen ausfüllen. Sie werden unter einer Code-Nummer ohne Kenntnis der Absender von einer unabhängigen Person in das Terminal eingegeben. Die Auswertung wird in Anlehnung an die Studien der Deutschen Gesellschaft für Chirurgie erfolgen, um die Anfangsschwierigkeiten und die Fehler möglichst klein zu halten.

Die Pilotstudie soll vorläufig dazu dienen, die operative Tätigkeit in den 6 Neurochirurgischen Kliniken zu dokumentieren und Vergleiche zu ermöglichen, so daß eine interne Beurteilung der eigenen Leistungsstruktur möglich wird. Es steht damit primär die Selbstkontrolle im Vordergrund, die nur vom Arzt und Mediziner mit Unterstützung des Methodikers erfolgen kann. Ausländische Modelle existieren für die Neurochirurgie nicht. Es müssen deshalb Methoden für die eigenen Belange entwickelt werden, angelehnt an die Studien der Deutschen Gesellschaft für Chirurgie.

Die bisherigen Erfahrungen haben gezeigt, daß es bis zum heutigen Tag noch offen bleibt, ob eine Messung der ärztlichen Effektivität überhaupt möglich ist. Alle Studien sind zum Scheitern verurteilt, wenn man nur die Tätigkeit und nicht das klinische Ergebnis im Auge hat, wenn man mit zuvielen Daten ohne klinische Relevanz arbeitet, wenn man wirtschaftliche Kriterien zu sehr in den Vordergrund stellt und wenn man einer Zentralisierung und Bürokratisierung der Medizin nachgibt.

QUALITÄTSSICHERUNG BEIM NIEDERGELASSENEN ARZT

H. U. Senftleben

Wiesbaden-Freudenberg

ERSTE ERKENNTNIS

So wie in der Erkenntnistheorie die Erkenntnismöglichkeit die erste Erkenntnis sein muß, so sollte im Rahmen der Qualitätssicherung beim niedergelassenen Arzt zunächst erkennbar werden, wie weit und in welcher Form unsere ambulante medizinische Versorgung in ihrer Art, ihrem Ausmaß und ihrer Verteilung qualitative Aspekte widerspiegelt. Dabei geht es nicht um irgendeine absolute Qualität sondern um optimale Qualität [24], welche ihre Definition findet in der Wahl zwischen alternativen Versorgungsebenen bzw. -möglichkeiten. Dieser bedeutsame Gesichtspunkt von hoher Priorität wird eher mit berufspolitischer Verve als mit wissenschaftlicher Akribie angegangen. Ein solcher Optimierungsaspekt im Gesamt des medizinischen Versorgungssystems sollte erster Orientierungspunkt sein, auf den sich jede Qualitätssicherung beziehen muß.

ANMERKUNGEN ZUR DEFINITION VON "QUALITÄT"

Qualität bedeutet nicht Maximierung im Sinne monotoner Standards [6], welche immer eine Je-mehr-desto-besser-Charakteristik aufweisen. Das, was relevant, adäquat, effektiv und effizient zugleich sein soll, kann immer nur weniger sein als das Maximum und mehr als das Minimum. Qualität kann sich nicht nur als ein Zielerreichungsgrad in bezug auf implizit oder explizit Gewünschtes unter Berücksichtigung des Machbaren [7] anbieten. Die erste Frage zur Qualitätssicherung lautet: Mit wessen Wunsch, Wissen und Interessen haben wir es zu tun? Ergebnisse und möglicherweise Folgen werden davon schon vorherbestimmt.

Der optimalen Qualität ist die logische Qualität [24] nachgeordnet. Sie bestimmt sich als die Wirksamkeit der Trennung relevanter von irrelevanten Informationen und die Wirksamkeit der Anwendung des als relevant Erkannten. Ansätze zur Qualitätssicherung haben mit der Zeit einen Wechsel von der Strukturanalyse zur Prozeßbeurteilung und von dort zur Endergebniskontrolle durchgemacht. Schlechte Strukturen können sicherlich ungünstige Versorgungsergebnisse bedingen, exzellente Strukturen jedoch sind keineswegs notwendigerweise unabdingbare Voraussetzung oder sogar Garantie für eine hohe Ergebnisqualität. Ebenso sind Rückschlüsse von der Prozeßqualität auf die Endergebnisqualität unsicher bzw. gar nicht möglich. Verschiedene Untersuchungen [4,20,21,22] haben ergeben, daß die Qualitätsbestimmung medizinischer Versorgung in ihren Ergebnissen in großem Maß von (1.) der untersuchten Dimension (Prozeß oder Endergebnis), von (2.) der Art der Standards (explizit oder implizit) und von (3.) den Methoden selbst beeinflußt wird. Die implizite Outcome(=Endergebnis-)-Analyse erbringt die besten Ergebnisse. Jede patientenbezogene Endergebnisuntersuchung muß auch das Problem berücksichtigen, daß ein guter Ausgang keineswegs allein von medizinischen Interventionen abhängt. Der Verlauf eines Gesundheitsproblems kann sowohl ohne als auch mit falscher oder inkompletter Diagnose und/oder Therapie ein gutes Ergebnis zeitigen. So könnten im medizinischen Sinne als gut bezeichnete Ergebnisse einer Outcome-Analyse der ärztlichen Intervention theoretisch etwas positiv zuweisen, was praktisch zu dem Ergebnis überhaupt nicht beigetragen hat. Dennoch bleibt das Aufstellen von Struktur- und Prozeßkriterien nicht unerheblich, damit Gleiches verglichen werden kann und Ergebnisse interpretierbar werden.

UNSICHERHEITEN

Vieles in der ärztlichen Praxis beruht auf dem sogenannten konventionellen Wissen. Die Wirksamkeit vieler Heilmittel und -verfahren ist nicht bewiesen. Die viel beschworene Patienten-Compliance und die weniger oft erwähnte Ärzte-Compliance müssen auf diesem Hintergrund einen geringen Aussagewert im Sinne irgendeines Zielerreichungsgrades haben. Solange keine technisch definierten, d.h. mittels strenger wissenschaftlicher Untersuchungen bewiesenen, auf das erwünschte Endergebnis bezogenen, qualitativen Versorgungselemente vorliegen, bleibt Qualitätssicherung immer etwas fragwürdig. Nach Cochrane [5] können nur Interventionsstudien dieses Wissen (und damit Sicherheit) vermitteln.

QUALITÄTSBEURTEILUNG IN DER AMBULANTEN VERSORGUNG

Wenn im stationären Bereich Evaluationen zur Qualität sich an den Diagnosen der Patienten orientieren, so kann das sicherlich nicht im gleichen Ausmaß in der Praxis des niedergelassenen Arztes gelten. Vor allem im allgemeinmedizinischen Bereich begegnet der Arzt eher Patientenproblemen und -meinungen als festumrissenen Krankheitseinheiten. Neben einer sicherlich technischen Funktion kommt dem Arzt hier eine wichtige Samariter-Rolle [16] zu, die gleichsam eine 'erste Hilfe' im Sinne der Aufklärung, Beratung und Angstbewältigung darstellt und bei der Qualitätsbeurteilung nicht unberücksichtigt bleiben darf.

Die Ausgangslage zur Qualitätsbestimmung im ambulanten Sektor ist in der Bundesrepublik Deutschland, in England und den Vereinigten Staaten verschieden. Nur in England ist die primäre Versorgung deckungsgleich mit der Allgemeinmedizin. Auf dem Hintergrund des staatlichen Gesundheitssystems machen sich dort Ängste in bezug auf eine mögliche externe und obligatorische Qualitätskontrolle breit [2,3,13,23], die zu Sanktionen führen könnte. Die Anzahl von Qualitätsuntersuchungen im ambulanten Bereich ist bisher gering geblieben, obgleich sich seit wenigen Jahren einige Arbeitsgruppen mit dem Problem der Qualitätssicherung befassen.

Bei uns und in den USA steht der Allgemeinarzt nicht allein in der ersten Linie der Versorgung. Diese muß er sich mit dem Pädiater und Internisten teilen. Zur Qualitätsbeurteilung böten sich hier zum Beispiel Vergleichsstudien zwischen den primären Arztgruppen an, wobei zunächst lediglich unterschiedliche Ist-Zustände der Versorgung erarbeitet werden könnten, um zu einem Überdenken von meistens gar nicht deutlich formulierten (Erwartungs-)Standards zu kommen.

Während in den Vereinigten Staaten zur Qualitätsbeurteilung des ambulanten Bereichs eine große, mittlerweile kaum überschaubare Anzahl von Untersuchungen vorliegt, ist man bei uns in diesen Bereich kaum eingedrungen. Amerikanische Bemühungen auf diesem Sektor haben sich vor allem auf dem Hintergrund von Medicare- und Medicaid-Programmen entwickelt. Ein Ziel ist es, einfache, valide und kosteneffiziente Methoden und Strategien zur Qualitätssicherung zu entwickeln.

OUTCOME-BEZOGENE QUALITÄTSBEURTEILUNGEN

Im folgenden Teil sollen fünf Methoden zur Qualitätsbeurteilung wiedergegeben werden, die mit einer Ausnahme die Dimension "Outcome" patienten- bzw. bevölkerungsbezogen zum Untersuchungsziel haben. Diese Art der Analysen deckt zunächst oft keine Qualitätsmängel in der Versorgung schlechthin auf, sondern zeigt nur Probleme, die dann einer exakteren Untersuchung bedürfen. Häufig werden dazu sowohl explizite als auch implizite Beurteilungskriterien verwendet. Die expliziten Kriterien bieten sich zum Screening an, während die flexibleren impliziten für die genauere Analyse suboptimaler Endergebnisse herangezogen werden können. Nach Hulka et al. [10] ist die Konkordanz zwischen expliziten und impliziten Kriterien höher als man bisher angenommen hatte. Ein weiteres Charakteristikum dieser Methoden ist, daß sie unabhängig von den Patientenkarteikarten sind, was die Kontroverse über ihre Aussagefähigkeit umgeht.

a) Die Strategie von Williamson

Eine der ältesten Strategien ist die, welche von Williamson [25,26] zur einfachen Beurteilung diagnostischer und therapeutischer Endergebnisse entwickelt wurde. Dazu bedarf es einer Prioritätenliste bedeutender Gesundheitsprobleme. An erster Stelle rangieren diejenigen Krankheiten, die ein hohes Maß an unerwünschten Folgen zeigen, wobei Williamson hohes Maß entweder durch hohen Schweregrad und niedrige Zahl der Betroffenen oder durch niedrigen Schweregrad und große Zahl der Betroffenen definiert. Weiterhin nennt er Gesundheitsprobleme, die in besonderem Maße positiv beeinflußbar sind und solche, bei denen bisher das Wenigste zur Verbesserung des Gesundheitszustandes erreicht wurde. So ist zum Beispiel der Zielerreichungsgrad auf therapeutischem Gebiet ein Indikator, ob der dazugehörige vorausgegangene Prozeß überhaupt einer genaueren Untersuchung bedarf, wobei jedoch ausgeschlossen werden muß, daß die Beurteilungskriterien für das Endresultat unrealistisch sind. Diese Beurteilungskriterien müssen unkompliziert sein, damit durch einfache Nachuntersuchungen der Gesundheitszustand der Betroffenen bestimmt werden kann. Williamson schlägt eine sechstufige Klassifikation vor: (1.) keine Funktionseinbuße, (2.) asymptomatisches Erscheinungsbild, aber meßbare pathologische Befunde, (3.) symptomatisches Erscheinungsbild, jedoch arbeitsfähig, (4.) arbeitsunfähig, aber mobil, (5.) bettlägrig, (6.) tot. Weiterhin müssen Prozentkriterien der Akzeptanz im Ergebnisbereich erstellt werden, deren Überschreiten eine Prozeßanalyse notwendig macht.

b) Konzept der Stadieneinteilung (staging concept)

Gonella und Mitarbeiter [9] gehen davon aus, daß das jeweils erreichte Stadium einer Krankheit im Verlauf des gesundheitlichen Versorgungsprozesses ein guter Indikator für das Endergebnis vorausgegangener Prozeßaktivitäten sei. Jede Krankheit kann in bezug auf ihr Fortschreiten in verschiedene Stadien eingeteilt werden. Die Einteilung erfolgt in drei Stadien, wobei Stadium III das ungünstigste ist. Dieses für den ambulanten Bereich erarbeitete Konzept ist primär bevölkerungsbezogen und geht davon aus, daß die Individuen bestimmter Bevölkerungsgruppen im Durchschnitt immer dann zum Zeitpunkt des Arzt-Patienten-Kontaktes ein ungünstiger klassifiziertes Stadium ihrer Krankheit aufweisen, wenn die medizinische Versorgung für diese Gruppe qualitativ inadäquat ist. Mit diesem Verfahren wird gleichsam die Inzidenz unterschiedlicher Krankheitsstadien in unterschiedlichen Patientenkategorien (zum Beispiel Patienten, die wegen des gleichen Problems nur Allgemeinärzte oder nur Internisten aufsuchen) gemessen. Die Inzidenz des Problems selbst muß dabei in den Gruppen nicht verschieden sein.

c) Problemstatusanalyse (problem status index)

Eine verblüffend einfache Methode der Qualitätsbeurteilung haben Mushlin und Appel[19] entwickelt. Ausgangspunkt dieses Verfahrens ist die Beurteilung, welche der Patient zehn Tage nach dem Arztbesuch abgibt über die Häufigkeit und Intensität seiner Beschwerden, über seine Funktionseinbuße im Tagesablauf und über den Grad seiner Unsicherheit bzw. Angst in bezug auf sein gesundheitliches Problem. Kriterium der Beurteilung ist des Arztes prognostische Aussage über des Patienten Zustand in bezug auf die gleichen Parameter nach einer Woche und einem Monat, wie der Arzt sie zum Zeitpunkt des ersten Kontaktes mit dem Patienten erstellen muß. Eine Diskrepanz zwischen Arztprognose und Problemstatusbeurteilung des Patienten wird als suboptimaler Zielerreichungsgrad angesehen. Die Untersuchung erbrachte nach exakter Analyse, die eine Karteikartenauswertung, eine Nachuntersuchung und die Anwendung expliziter und impliziter Beurteilungskriterien einschloß, daß in 85% der behandelten Erwachsenen und in 56% der behandelten Kinder mit suboptimaler Problemstatusbeurteilung Mängel in der Qualität der Versorgung vorlagen. Die Sensitivität dieses Verfahrens wird mit 70%, die Spezifität mit 88% angegeben.

Vorteil dieser Methode ist, daß sie der Situation im ambulanten Bereich insoweit entspricht, indem sie nicht streng definierte Krankheiten wie bei der mittlerweile sehr bekannten Tracer-Methode [11,12] sondern bewußt übliche und häufige Gesundheitsprobleme, wie sie der niedergelassene Arzt in der Praxis antrifft, verwendet.

d) Profile der Funktionseinbuße (sickness impact profiles)

Eine Qualitätsbestimmung, die das Endergebnis medizinischer Versorgung umfassender beurteilen kann, liegt mit den 'Profilen der Funktionseinbuße' [1,8,17] vor. Der Patient definiert hierbei an Hand von vorgegebenen skalierten Verhaltens- und Funktionskriterien selbst seinen gesundheitlichen Zustand gegenüber seinem eigenen Normalzustand. Diesem aufwendigen älteren Verfahren wird von Mushlin und Appel[19] nur ein geringer Vorteil gegenüber ihrem eigenen einfacheren Vorgehen zugeschrieben: Lediglich eine geringfügige Erhöhung der Sensitivität sei zu erwarten.

e) Problem einer simulierten Patientenversorgung (simulated patient management problem)

Bei dieser Methode [15,18] handelt es sich um einen hochstrukturierten Fragebogen, der in Sequenzen einen ganz spezifischen Krankheitsfall behandelt. So wird der Arzt in seinem diagnostischen und therapeutischen Fortschreiten entsprechend seiner Antworten vor immer neue aktuelle Probleme gestellt, zu denen er aus einem Angebot von mehreren Möglichkeiten eine oder mehrere auswählen muß, die ihn dann wieder zu neuen Entscheidungen führen. Auch seine Fehleinschätzungen führen ihn zu Zwischenergebnissen und neuen Entscheidungen. Wesentlicher Nachteil dieser Methode ist das mehrfache Antwortangebot, welches einer Versorgungsepisode keineswegs entspricht.

EFFEKTIVITÄTSMESSUNG DER QUALITÄTSBESTIMMUNG

Bei allen Qualitätsbeurteilungen ergibt sich die wesentliche Frage, wie weit diese selbst Effektivität in bezug auf die Beseitigung qualitativer Mängel aufweist, also Qualitätssicherung bedeutet. Sicherlich hängt ganz besonders im ambulanten Sektor die allgemeine Akzeptanz jeder Qualitätskontrolle von der Beantwortung dieser Frage ab. Bisher stellten Qualitätsbeurteilungen gewissermaßen die Einholung von Informationen dar. Zur Frage der Effektivitätssicherung liegt für den ambulanten Bereich eine aufschlußreiche Untersuchung aus den USA (New Mexico Experimental Medical Care Review Organization) [14] vor. In dieser Studie wird in zwei Phasen der Gebrauch von injizierbaren Medikamenten, insbesondere derjenige von Antibiotika bei üblichen (zum Teil banalen) Infektionskrankheiten bestimmt. Der ersten Phase von zwei Jahren war ein edukatives Moment über die Bereitstellung von medizinischen Kriterien für die angemessene Verwendung injizierbarer Arzneimittel zugeordnet. In dieser ersten Phase war ein deutlicher Rückgang inadäquater Injektionen nachweisbar. Der Gebrauch von Injektionen reduzierte sich innerhalb von vier Jahren um 75%. Obgleich der Rückgang der Injektionen in der ersten Phase am deutlichsten war, folgte ein weiterer mit der Einführung negativer Sanktionen, d.h. Verweigerung einer Vergütung für medizinisch ungerechtfertigte Injektionen. Eine Änderung von Diagnosen im Sinne von Rechtfertigungen zur Abdeckung durchgeführter Injektionen konnte nicht nachgewiesen werden. Diagnostische Tests (bakteriologische Untersuchungen) haben in dieser Zeit nur geringfügig zugenommen. Die Verschreibung von oralen Medikamenten nahm in der gleichen Periode von vier Jahren um 14% zu. In bezug auf bestimmte Krankheiten (zum Beispiel Influenza) und Antibiotika (zum Beispiel Gebrauch oraler Tetrazykline bei Kindern) blieben deutliche Mängel nachweisbar. Ein weiteres interessantes Ergebnis war, daß 40% der inadäquaten Injektionen von nur 7% der Ärzte in Einzelpraxen, die insgesamt für 14% der ambulanten Versorgungsepisoden aufkamen, ausgeführt wurden. In dieser Gruppe war der Rückgang medizinisch ungerechtfertigter Injektionen am größten.

Die hier kurz vorgestellte Studie belegt, daß Qualitätsbeurteilungen ein verändernder Aspekt in Richtung auf Qualitätssicherung innewohnt, und zwar ganz besonders dann, wenn ein edukatives Element von Anfang an die Untersuchung begleitet. Negativen Sanktionen über die Vergütung von Leistungen kommt ebenso ein Qualitätssicherstellungseffekt zu, der jedoch offensichtlich geringer einzuschätzen ist als das in der Qualitätskontrolle präformierte edukative Moment. Sanktionen der genannten Art dürften bei uns der Entwicklung von Qualitätssicherungsprogrammen mit Sicherheit entgegenstehen.

EIN ANFANG ?

Gezielte Prozeßuntersuchungen in Hinblick auf Diagnosen allein wären sicherlich nicht befriedigend, da im ambulanten Bereich, insbesondere in der Allgemeinmedizin, häufig eher Handlungsanweisungen als strenge Krankheitseinheiten erarbeitet werden. Zudem wird in diesem Bereich auch aus der Verlaufsbeobachtung heraus gehandelt. Im Rahmen therapeutischer Outcomeanalysen wurden, um einige Beispiele zu nennen, der Antibiotikagebrauch, die Harnwegsinfektion, die Mittelohrentzündung, die Hypertonie, Seh- und Hörstörungen, die Betreuung von Diabetikern und Epileptikern untersucht. Aber auch eine reine Therapieendergebnisbeurteilung - jenseits der Wissenskompetenz - muß immer unvollkommen bleiben. Daher gilt es, das gesamte ambulant-ärztliche interventionale Moment mittels einer am Patienten orientierten Outcomeanalyse zu erfassen. Mängel, die sich möglicherweise dann zeigen werden, bedürfen anschließend einer exakten Episodenanalyse.

Eine erste Pilotstudie zur Durchführbarkeit und zu den Methoden von Qualitätsbeurteilungen in der ambulanten Praxis in der Bundesrepublik Deutschland [22] hat eine erstaunlich hohe Bereitschaft zur Mitarbeit bei den niedergelassenen Ärzten gezeigt. Die Akzeptanz lag je nach Methode bei 66% bis 81%. Da die Ärzte nach Zufallskriterien ausgewählt wurden, wäre ich für den ambulanten Sektor für die Zukunft optimistisch. Im Rahmen der Freiwilligkeit sollte sich ein Verbund interessierter Ärzte bilden, welche die Validität und Effektivität verschiedener Qualitätssicherungsstrategien austestet und vielleicht zugleich auch Schwachstellen im ambulanten Versorgungsbereich aufdeckt. Hier sind wir jedoch noch völlig am Anfang. Ein guter Einstieg muß erst noch gewonnen werden.

Literatur:

1. Bergner, M.; Bobbit, R. A.; Pollard, W. E. ; Martin, D. P.; Gilson, B. S. , The Sickness Impact Profile: Validation of a Health Status Measure, Med. Care 14 (1): 57, 1976

2. Brit. Med. Journal, Medical audit, 14 July 1979: 143

3. Brit. Med. Journal, Audit, manpower, and private practice, 15 December 1979, 1603

4. Brook, R. H.; Appel, F. A., Quality-of-care assessment: choosing a method for peer review, N. Engl. J. Med. 288: 1323, 1973

5. Cochrane, A. L., Effectiveness and efficiency, The Nuffield Provincial Hospitals Trust 1972

6. Donabedian, A., Medical care appraisal - Quality and utilization. A guide to medical care administration, Vol. II, New York, American Public Health Association, 1969

7. Eimeren, W. van, Überlegungen zum Stand der Gesundheitssystemforschung heute, in: Schriftenreihe der Akademie für Öffentliches Gesundheitswesen in Düsseldorf, Sonderband ASPHER 5. Hauptversammlung, Düsseldorf 1979

8. Gilson, B. et al., The sickness impact profile. Development of an outcome measure of health care, Amer. J. Publ. Health 65: 481, 1975

9. Gonnella, J. S.; Louis, D. Z.; McCord, J. J., The staging concept - An approach to the assessment of outcome of ambulatory care, Med. Care 14 (1): 13, 1976

10. Hulka, B. S., Romm, F. J. Parkerson, G. R. et al., Peer review in ambulatory care: Use of explicit criteria and implicit judgements, Med. Care Suppl. 17 (3): 1-73, 1979

11. Kessner, D. M. et al., A strategy for evaluating health services. Contrasts in Health status, Vol. 2, Washington, D.C., National Academy of Sciences, Institute of Medicine, 1973

12. Kessner, D. M. ; Kalk, C. E.; Singer, J., Assessing health quality - The case for tracers, N. Engl. J. Med. 288: 189, 1973

13. Lancet, Medical Audit in General Practice, January 5, 1980, 23

14. Lohr, K. N.; Brook, R. H.; Kaufman, M. A., Quality of care in the New Mexico Medicaid Program (1971-1975), Med. Care Suppl. 18 (1): 1-106, 1980

15. McCarthy, W. H.; Gonnella, J. S., The simulated patient management problem: A technique for evaluating and teaching clinical competence, Brit.J.Med. Educ. 1: 348, 1967

16. McDermott, W., Evaluating the physician and his technology, Daedalus 106 (1): 135, 1977

17. McDowell, I.; Martini, C. J. M., Problems and new directions in the evaluation of primary care, Int. J. Epidem., 5: 247, 1976

18. McGuire, C. H., A process approach to the construction and analysis of medical examination, J. med. Educ. 38: 556, 1963

19. Mushlin, A. I.; Appel, F. A., Testing an outcome-based quality assurance strategy in primary care, Med. Care Suppl. 18 (5): 1-71, 1980
20. Nobrega, F. T. et al., Quality assessment in hypertension: Analysis of process and outcome methods, N. Engl. J. Med. 296: 145, 1977
21. Romm, F. J. et al., Care process and patient outcome in diabetes mellitus, Med. Care 17 (7): 748, 1979
22. Senftleben, H. U., Die Qualität ärztlicher Verrichtungen im ambulanten Versorgungsbereich, Zentralinstitut für die kassenärztliche Versorgung in der Bundesrepublik Deutschland, Wiss. Reihe Bd. 18, Köln 1980
23. Shaw, Ch. D., Aspects of audit (A series of five articles), Brit. Med. Journal 24 May 1980 to 21 June 1980
24. Vuori, H., Optimal and logical Quality: Two neglected aspects of the quality of health services, Med. Care 18 (10): 975, 1980
25. Williamson, J. W., Outcomes of health care: Key to health improvement, in: Hopkins, C. E. (ed.): Outcome Conferences I-II, Outcome series, Health Services and Mental Health Adm., Dep. Health, Educ., Welfare. Public Health Services, 1970
26. Williamson, J. W., Evaluating quality of patient care, JAMA 218: 564, 1971

SCHLAGWORTVERZEICHNIS

A

Ambulante Versorgung 12, 90f, 126, 186ff
Arbeitsmedizin 110ff
Art-of-Care 13
Audiometrie 112f
Auffälligkeitsbereich 130, 177

B

Beraterkommission 46, 177, 181
Blutdruckmessung 73f, 134ff

C

Chirurgie 16, 172ff, 180ff, 183ff
Cholesterinmessung 74f

D

Datenerfassungsökonomie 164f, 169
DIN-Norm für Qualität 11
Dokumentation 7, 12, 48, 66, 80, 92f, 98, 146, 157f, 163, 176, 185

E

Effektivität 151, 154
Effektivitätskontrolle 7, 12, 18, 50ff, 71, 80, 190f
EKG-Analyse 75f, 78
Epidemiologie 22f, 104, 161ff
Ergebnisqualität 14, 16, 39, 41, 53f, 61, 90, 93, 174f, 183, 185, 186ff
Evaluation 20f, 50ff, 58ff, 71
Explizite Beurteilung 13f, 187

F

Fakultät 4
Fehlbildungen 165ff
Flexner-Report 8f
Fortbildung 2, 9, 18, 45, 48, 94f, 100f

G

Gesundheitseffektivität 53ff

H

Harnwegsinfekt 14
Herzkreislauf-Früherkennung 22, 71ff
Hippokrates 2f
historischer Vergleich 62
Hypertonie 12, 73f, 134ff

I

Implizite Beurteilung 13, 101, 187
Indikation 172f
Innovation 16, 114

K

Kolonkarzinom 26
Kolorektales Karzinom 23, 82ff
Kosten 16f, 21f, 48, 51, 83f, 93
Kosteneffektivität 55ff
Krankheitsfrüherkennung bei Kindern 23, 27, 90ff
Kriterien 14, 21f, 24f, 33ff, 41, 53, 67, 82, 188

L

Labor 6f, 9, 37, 91, 111f, 117ff, 144
Likelihood Ratio 120f

M

Medizinal-Ordnung 4f
Myokardszintigraphie 152f

N

Neurochirurgie 183 ff

P

Pathologie 6
Perinatologie 16, 92, 161ff
Personalfrage 17
Phantome 125f, 132f
Prädiktiver Wert 25, 27, 79, 83f, 120, 150ff
Prävalenz 22, 24f, 83f, 86, 104, 120, 152ff
Prioritätensetzung 11, 34ff, 188f,
Problemerkennung 11, 33ff, 59
Problemstatusindex 174f, 189f
Profile 14, 130f, 177f
Prognose 3, 141, 189
Prostatakarzinom 24
Prozeßqualität 13f, 16, 39, 41, 53f, 61, 90f, 99f, 175, 183f, 186f

Q

Qualitätssicherungskommission 17, 33
Qualifikationsnachweis 5, 11, 111, 145f

R

Referenztest 29f, 82f, 145
Reliabilität 24, 28, 36 101
Ressourcen 40f, 43, 45, 176
Ringversuche 9, 111, 119
ROC-Kurve 120, 140, 151
Röntgendiagnostik 9, 123ff

S

Schularzt 97ff, 108f
Screening 20ff, 82ff, 92, 97f, 148
Sektion 6, 181
Selbstkontrolle 3, 18, 95, 101f, 147, 177
Sensitivität 24ff, 28f, 74f, 79, 82, 85f, 119, 140, 150ff
Simulierte Patientenversorgung 190
Spezifität 24ff, 28f, 74f, 79, 82f, 119, 140, 150ff
Sojourn Time 21f, 28
Staging 189
Standards 14, 24, 41, 45, 48, 60, 65, 71, 79f, 99, 108, 118
Strukturqualität 12, 39, 41, 53, 61, 90f, 97f, 170, 176, 183f, 186

T

Technologiebewertung 60, 68
Tracer-Diagnose 35, 175, 190

U

Übergangswahrscheinlichkeit 22f

V

Validität 24f, 30, 36, 78, 105, 108, 166
Verallgemeinerungsfähigkeit 62, 68
Verrechtlichung 48, 92
Vorhersagegewinn 154f
Vorsorgemedizin 20ff, 110f

W

Wiederholbarkeit 42, 59, 78, 112, 114, 134f
Wissenschaft von der Qualität 46, 48

Z

Zeitlicher Ablauf 13, 42, 45, 48
Zervixkarzinom 20, 23, 144ff
Zieldefinition 21f, 61
Zurechenbarkeit 67f
Zweitbeurteilung 115, 157, 173
Zytologie 9, 80, 144ff

AUTORENVERZEICHNIS

Anlauf, M. PD Dr.	Medizinische Klinik und Poliklinik des Klinikums Essen (GHS) Hufelandstr. 55 4300 Essen 1
Bock, W.J. Prof. Dr. med.	Neurochirurgische Klinik der Universität Düsseldorf Moorenstr. 5 4000 Düsseldorf 1
Bunde, E. Dr. phil. nat.	Klinik und Poliklinik für Radiologie Klinikum Großhadern Marchioninistr. 15 8000 München 70
Dietrich, U. Dr. med.	Neurochirurgische Klinik der Universität Düsseldorf Moorenstr. 5 4000 Düsseldorf 1
Eimeren, W. van Prof. Dr. med.	GSF/MEDIS-Institut Ingolstädter Landstr. 1 8042 Neuherberg
Eißner, H.-J. Dr. med.	Institut für Med. Informationsverarbeitung, Statistik und Biomathematik der Universität München Marchioninistr. 15 8000 München 70
Gerdel, W. Dr. med.	Institut für Dokumentation und Information über Sozialmedizin und öffentliches Gesundheitswesen Westerfeldstr. 15 4800 Bielefeld 1
Hartmann, K.W. Dipl.-Inform.	Med. Hochschule Hannover Abt. für Med. Informatik Karl-Wiechert-Allee 9 3000 Hannover 61
Hirche, H. Dipl.-Math.	Institut für Med. Informatik und Biomathematik der Universität Essen (GHS) Hufelandstr. 55 4300 Essen 1
John, J. Dr. rer. pol.	GSF/MEDIS-Institut Ingolstädter Landstr. 1 8042 Neuherberg
Klar, R. Dr. rer. nat.	Lehrstuhl für Med. Dokumentation und Datenverarbeitung der Universität Göttingen Robert-Koch-Str. 40 3400 Göttingen

Lissner, J.
Prof. Dr. med.
    Klinik und Poliklinik für Radiologie
    Klinikum Großhadern
    Marchioninistr. 15
    8000 München 70

Machens, D.
    Institut für Epidemiologie
    und Sozialmedizin
    der Med. Hochschule Hannover
    Karl-Wiechert-Allee 9
    3000 Hannover 61

Michaelis, J.
Prof. Dr. med.
    Institut für Med. Statistik und
    Dokumentation der Universität Mainz
    Langenbeckstr. 1
    6500 Mainz

Potthoff, P.
Dr. phil., Dipl.-Psych.
    GSF/MEDIS-Institut
    Ingolstädter Landstr. 1
    8042 Neuherberg

Reering, E.
Dr. med.
    National Organization for
    Quality Assurance in Hospitals (C.B.O.)
    P.O. Box 20064
    3502 LB Utrecht
    The Netherlands

Rienhoff, O.
Dr. med.
    Med. Hochschule Hannover
    Abt. für Med. Informatik
    Karl-Wiechert-Allee 9
    3000 Hannover 61

Robra, B.-P.
Dr. med.
    Institut für Epidemiologie und
    Sozialmedizin der
    Med. Hochschule Hannover
    Karl-Wiechert-Allee 9
    3000 Hannover 61

Rodegra, H.
PD Dr. med.
    Institut für Geschichte der Medizin
    der Universität Hamburg
    Martinistr. 52
    2000 Hamburg 20

Sassen, G.
Dr. med.
    Institut für Dokumentation und
    Information über Sozialmedizin und
    öffentliches Gesundheitswesen
    Westerfeldstr. 15
    4800 Bielefeld 1

Schätzl, M.
Dipl.-Phys.
    Klinik und Poliklinik für Radiologie
    Klinikum Großhadern
    Marchioninistr. 15
    8000 München 70

Schega, W.
Prof. Dr. med.
    Deutsche Gesellschaft für Chirurgie
    Leitstelle Qualitätssicherung
    Wilhelmshofallee 112
    4150 Krefeld

Scheibe, O.
Prof. Dr. med.
    Chirurgische Klinik des Bürgerhospitals
    Krankenhaus Feuerbach
    Stuttgarter Straße 151
    7000 Stuttgart 30

Schicha, H. Prof. Dr. med.	Abt. Nuklearmedizin im Zentrum der Radiologie der Universität Göttingen Robert-Koch-Straße 40 3400 Göttingen
Schimke, C. Dr. med.	Institut für Dokumentation und Information über Sozialmedizin und öffentliches Gesundheitswesen Westerfeldstr. 15 4800 Bielefeld 1
Schmidt, E. Prof. Dr. med.	Universitäts-Kinderklinik B Moorenstr. 5 4000 Düsseldorf 1
Schwartz, F.W. Dr. med.	Zentralinstitut für die kassenärztliche Versorgung in der Bundesrepublik Deutschland Haedenkampstr. 5 5000 Köln 41
Schwefel, D. PD Dr. rer. pol.	GSF/MEDIS-Institut Ingolstädter Landstr. 1 8042 Neuherberg
Selbmann, H.K. Prof. Dr. rer. biol. hum.	Institut für Med. Informationsverarbeitung, Statistik und Biomathematik der Universität München Marchioninistr. 15 8000 München 70
Senftleben, H.U. Prof. Dr. med.	Bert-Brecht-Straße 20 6200 Wiesbaden-Freudenberg
Soost, H.J. Prof. Dr. med.	Institut für Klinische Zytologie der TU München Prinzregentenplatz 14 8000 München 80
Swertz, P. PD Dr. rer. pol.	Deutsches Krankenhausinstitut e.V. Tersteegenstr. 9 4000 Düsseldorf
Szadkowski, O. Prof. Dr. med.	Zentralinstitut für Arbeitsmedizin Adolph-Schoenfelder-Straße 5 2000 Hamburg 76
Tadic, D. Arzt	Chirurgische Klinik des Bürgerhospitals Krankenhaus Feuerbach Stuttgarter Straße 151 7000 Stuttgart 30
Überla, K.K. Prof. Dr. med.	Institut für Med. Informationsverarbeitung, Statistik und Biomathematik der Universität München Marchioninistr. 15 8000 München 70
Weber, F. Dr. med.	Medizinische Klinik und Poliklinik des Klinikums Essen (GHS) Hufelandstr. 55 4300 Essen 1

Wepler, R.
PD Dr. med.

Bundeswehrkrankenhaus
Abt. für Laboratoriumsmedizin
Oberer Eselsberg 40
7900 Ulm

Wolf, E.
Dipl.-Volksw.

Institut für Epidemiologie und
Sozialmedizin der Med. Hochschule
Karl-Wiechert-Allee 9
3000 Hannover 62

Medizinische Informatik und Statistik

Band 12: Juristische Probleme der Datenverarbeitung in der Medizin. GMDS/GRVI Datenschutz-Workshop 1979. Herausgegeben von W. Kilian und A. J. Porth. VIII, 167 Seiten. 1979.

Band 13: S. Biefang, W. Köpcke und M. A. Schreiber, Manual für die Planung und Durchführung von Therapiestudien. IV, 92 Seiten. 1979.

Band 14: Datenpräsentation. Frühjahrstagung, Heidelberg 1979. Herausgegeben von J. R. Möhr und C. O. Köhler. XVI, 318 Seiten. 1979.

Band 15: Probleme einer systematischen Früherkennung. 6. Frühjahrstagung, Heidelberg 1979. Herausgegeben von W. van Eimeren und A. Neiß. VI, 176 Seiten, 1979.

Band 16: Informationsverarbeitung in der Medizin -Wege und Irrwege-. Herausgegeben von C. Th. Ehlers und R. Klar. XI, 796 Seiten. 1980.

Band 17: Biometrie – heute und morgen. Interregionales Biometrisches Kolloquium 1980. Herausgegeben von W. Köpcke und K. Überla. X, 369 Seiten. 1980.

Band 18: R. Fischer, Automatische Schreibfehlerkorrektur in Texten. Anwendung auf ein medizinisches Lexikon. X, 89 Seiten. 1980.

Band 19: H. J. Rath, Peristaltische Strömungen. VIII, 119 Seiten. 1980.

Band 20: Robuste Verfahren. 25. Biometrisches Kolloquium der Deutschen Region der Internationalen Biometrischen Gesellschaft, Bad Nauheim, März 1979. Herausgegeben von H. Nowak und R. Zentgraf. V, 121 Seiten. 1980.

Band 21: Betriebsärztliche Informationssysteme. Frühjahrstagung, München, 1980. Herausgegeben von J. R. Möhr und C. O. Köhler. XI, 183 Seiten. 1980.

Band 22: Modelle in der Medizin. Theorie und Praxis. Herausgegeben von H. J. Jesdinsky und V. Weidtman. XIX, 786 Seiten. 1980.

Band 23: Th. Kriedel, Effizienzanalysen von Gesundheitsprojekten. Diskussion und Anwendung auf Epilepsieambulanzen. XI, 287 Seiten. 1980.

Band 24: G. K. Wolf, Klinische Forschung mittels verteilungsunabhängiger Methoden. X, 141 Seiten. 1980.

Band 25: Ausbildung in Medizinischer Dokumentation, Statistik und Datenverarbeitung. Herausgegeben von W. Gaus. X, 122 Seiten. 1980.

Band 26: Explorative Datenanalyse. Frühjahrstagung, München, 1980. Herausgegeben von N. Victor, W. Lehmacher und W. van Eimeren. V, 211 Seiten. 1980.

Band 27: Systeme und Signalverarbeitung in der Nuklearmedizin. Proceedings. Herausgeben von S. J. Pöppl und D. P. Pretschner. IX, 317 Seiten. 1981.

Band 28: Nachsorge und Krankheitsverlaufsanalyse. 25. Jahrestagung der GMDS, Erlangen, September 1980. Herausgegeben von L. Horbach und C. Duhme. XII, 697 Seiten. 1981.

Band 29: Datenquellen für Sozialmedizin und Epidemiologie. Herausgegeben von Ralph Brennecke, Eberhard Greiser, Helmut A. Paul und Elisabeth Schach. VIII, 277 Seiten. 1981.

Band 30: D. Möller, Ein geschlossenes nichtlineares Modell zur Simulation des Kurzzeitverhaltens des Kreislaufsystems und seine Anwendung zur Identifikation. XV, 225 Seiten. 1981.

Band 31: Qualitätssicherung in der Medizin, Probleme und Lösungsansätze. GMDS-Frühjahrstagung, Tübingen, 1981. Herausgegeben von H. K. Selbmann, F. W. Schwartz und W. van Eimeren. VII, 199 Seiten. 1981.

Bio-mathematics

Managing Editors: K. Krickeberg, S. A. Levin

Forthcoming Volumes

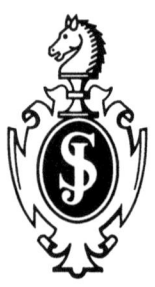

Springer-Verlag
Berlin
Heidelberg
New York

Volume 8
A. T. Winfree

The Geometry of Biological Time

1979. Approx. 290 figures. Approx. 580 pages
ISBN 3-540-09373-7

The widespread apperance of periodic patterns in nature reveals that many living organisms are communities of biological clocks. This landmark text investigates, and explains in mathematical terms, periodic processes in living systems and in their non-living analogues. Its lively presentation (including many drawings), timely perspective and unique bibliography will make it rewarding reading for students and researchers in many disciplines.

Volume 9
W. J. Ewens

Mathematical Population Genetics

1979. 4 figures, 17 tables. Approx. 330 pages
ISBN 3-540-09577-2

This graduate level monograph considers the mathematical theory of population genetics, emphasizing aspects relevant to evolutionary studies. It contains a definitive and comprehensive discussion of relevant areas with references to the essential literature. The sound presentation and excellent exposition make this book a standard for population geneticists interested in the mathematical foundations of their subject as well as for mathematicians involved with genetic evolutionary processes.

Volume 10
A. Okubo

Diffusion and Ecological Problems: Mathematical Models

1979. Approx. 114 figures. Approx. 300 pages
ISBN 3-540-09620-5

This is the first comprehensive book on mathematical models of diffusion in an ecological context. Directed towards applied mathematicians, physicists and biologists, it gives a sound, biologically oriented treatment of the mathematics and physics of diffusion.

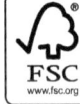

MIX
Papier aus verantwortungsvollen Quellen
Paper from responsible sources
FSC® C105338

If you have any concerns about our products,
you can contact us on
ProductSafety@springernature.com

In case Publisher is established outside the EU,
the EU authorized representative is:
**Springer Nature Customer Service Center GmbH
Europaplatz 3, 69115 Heidelberg, Germany**

Printed by Libri Plureos GmbH
in Hamburg, Germany